Gilbert Nchima
Kennedy Choongo
Kaampwe Muzandu

Resíduos de oxitetraciclina e de sulfametazina na carne de bovino comercializada na Zâmbia

Gilbert Nchima
Kennedy Choongo
Kaampwe Muzandu

Resíduos de oxitetraciclina e de sulfametazina na carne de bovino comercializada na Zâmbia

ScienciaScripts

Imprint

Cover image: www.ingimage.com

This book is a translation from the original published under ISBN 978-620-2-05002-9.

Publisher:
Sciencia Scripts
is a trademark of
Dodo Books Indian Ocean Ltd. and OmniScriptum S.R.L publishing group

120 High Road, East Finchley, London, N2 9ED, United Kingdom
Str. Armeneasca 28/1, office 1, Chisinau MD-2012, Republic of Moldova, Europe
Printed at: see last page
ISBN: 978-620-8-22158-4

ÍNDICE

RESUMO

Foi realizado um estudo transversal para determinar os níveis de resíduos antimicrobianos de oxitetraciclina (OTC) e sulfametazina (SMZ) na carne de bovino proveniente de províncias selecionadas da Zâmbia. Foram recolhidas aleatoriamente 224 amostras de músculo, com base nos dados demográficos de consumo de carne de bovino por província, em matadouros/açougues, que foram analisadas para detetar a presença de resíduos antimicrobianos de OTC e SMZ. As amostras foram colhidas na província Central (n = 48), na província de Copperbelt (n = 64), na província de Lusaca (n = 82) e na província do Sul (n = 30). As amostras foram analisadas utilizando a cromatografia líquida de alta pressão (HPLC) associada ao detetor de luz fluorescente (FLD) e ao detetor de díodos (DAD).

Trinta e quatro por cento (34,4%; IC 95%: 28,4 - 40,9%) e 17,4% (IC 95%: 12,9 - 22,9%) continham resíduos antimicrobianos detectáveis para OTC e SMZ, respetivamente, enquanto 65,6% (IC 95%: 59,1 - 71,6%) e 82,6% (IC 95%: 77,0 - 87,0%) não tinham resíduos detectáveis para OTC e SMZ. A concentração de resíduos de OTC nas amostras positivas variou entre 27,26 e 481,61 ng/g (média ± DP: 199,6 ± 46 ng/g), enquanto a concentração de SMZ variou entre 11,92 e 259,98 ng/g (média ± DP: 86,5 ± 8,7 ng/g), respetivamente. Cerca de 15,6% (IC 95%: 11,4 - 21,0%) e 2,2% (IC 95%: 0,9 - 5,3%) das amostras analisadas continham resíduos de antimicrobianos OTC e SMZ acima do limite máximo de resíduos estabelecido *pela Comissão do Codex Alimentarius* de 200 ng/g, enquanto 26.3% (IC 95%: 20,9 - 32,5%) e 5,8% (IC 95%: 3,4 - 9,8%) continham resíduos de antimicrobianos OTC e SMZ acima do limite máximo de resíduos estabelecido pela União Europeia de 100 ng/g.

Concluiu-se que havia uma ampla ocorrência dos antimicrobianos oxitetraciclina e sulfametazina na carne de bovino nas quatro províncias da Zâmbia, sendo a oxitetraciclina o mais prevalente. A utilização incorrecta de antimicrobianos na produção animal, associada à falta de sensibilização para as consequências da segurança alimentar, foi responsável pela presença destes resíduos de antimicrobianos na carne de bovino comercializada e tem consequências graves para a saúde dos consumidores. Por conseguinte, recomenda-se a realização de estudos para compreender melhor a farmacocinética dos antimicrobianos em animais infectados com várias doenças infecciosas na Zâmbia, a fim de verificar se o intervalo de segurança recomendado pelos fabricantes de medicamentos não é influenciado por nenhuma das condições locais.

DEDICAÇÃO

Este trabalho é dedicado à minha amada esposa Margaret Chipaata Chupa Nchima e aos meus filhos Mwelwa, Naomi, Gilbert e Betina Nchima pelo seu amor, carinho e sacrifício pela minha educação.

RECONHECIMENTO

Gostaria de estender a minha gratidão de magnitude infinita à minha querida esposa Margaret, aos meus filhos Mwelwa, Naomi, Gilbert e Betina pela sua paciência infalível durante a realização deste sonho. Além disso, gostaria de agradecer ao Instituto de Investigação Agrícola da Zâmbia (ZARI) por ter proporcionado as instalações para a realização da minha investigação.

Várias instituições e indivíduos contribuíram, direta ou indiretamente, para a conclusão bem sucedida deste estudo. Gostaria de expressar os meus agradecimentos especiais ao Central Veterinary Research Institute (CVRI) pelo apoio financeiro ao longo do estudo.

Os meus agradecimentos especiais vão para a Universidade da Zâmbia (UNZA) e para a minha entidade patronal no Ministério da Agricultura e Pecuária (MAL), que me deram a oportunidade de me inscrever em estudos de pós-graduação. Além disso, o meu sincero agradecimento vai para todas as pessoas, como indivíduos ou organizações, que me ajudaram de uma forma ou de outra na conclusão desta dissertação.

Os meus sinceros agradecimentos aos meus supervisores, Dr. K. Choongo, Dr. K. M. Muzandu e Dr. K. S. Nalubamba, pela sua orientação profissional, encorajamento e críticas construtivas durante a realização deste estudo.

Estou também em dívida para com todos os matadouros/ talhos das províncias Central, Copperbelt, Lusaka e Sul que participaram no estudo. Estou grato aos Oficiais Veterinários Distritais, Assistentes Veterinários, Oficiais de Pecuária, Oficiais de Saúde Ambiental e Gabinete Central de Estatística, sem os quais muitos dos dados recolhidos neste trabalho não existiriam. Agradeço-lhes pelo seu tempo e apoio durante o curso da minha investigação.

LISTA DE ABREVIATURAS

ADI	Acceptable Daily Intake
ASF	African Swine Fever
ANOVA	Analysis of Variance
CAC	Codex Alimentarius Commission
CBPP	Contagious Bovine Pleural Pneumonia
CI	Confidence Interval
CSO	Central Statistics Office
CTC	Chlortetracycline
CVRI	Central Veterinary Research Institute
CVRO	Chief Veterinary Research Officer
DAD	Diode Array Detector
DNA	Deoxyribonucleic Acid
DRGS	Directorate of Research and Graduate Studies
DVOs	District Veterinary Officers
ECDC	European Centre for Disease Prevention and Control
ECF	East Coast Fever
EDTA	Ethylene Diamine Tetra Acetic Acid
EHIs	Environmental Health Inspectors
EU	European Union
FAO	Food and Agriculture Organization
FLD	Fluorescent Light Detector
FMD	Foot and Mouth Disease

GTFCh	Germany Society of Toxicology and Forensic Chemistry
HLB	Hydrophile-Lipophile Balance
HPLC	High Pressure Liquid Chromatography
HPLC-UV/Vis-DAD	High Pressure Liquid Chromatography Ultraviolet/Visible Diode Array Detector
KAP	Knowledge Attitude and Practice
LC-MS	Liquid Chromatography Mass Spectrometry
LOD	Limit of Detection
LOQ	Limit of Quantification
MAL	Ministry of Agriculture and Livestock
MRLs	Maximum Residue Levels
MS	Mass Spectrometry
OIE	World Organisation for Animal Health
OTC	Oxytetracycline
pH	Potential Hydrogen
SD	Standard Deviation
SMZ	Sulphamethazine
TC	Tetracycline
tRNA	Transfer Ribonucleic Acid
UV	Ultraviolet
USA	United States of America
UNZA	University of Zambia
Vis	Visible

WHO	World Health Organization
ZARI	Zambia Agriculture Research Institute
ZIAH	Zambia Institute of Animal Health

CAPÍTULO 1: INTRODUÇÃO

1.1 Antecedentes

Os antimicrobianos são amplamente utilizados na pecuária para fins terapêuticos, metafilácticos ou profilácticos, bem como para efeitos de promoção do crescimento a níveis subterapêuticos (Organização Mundial de Saúde, 2001). Embora a utilização de promotores de crescimento antimicrobianos seja totalmente proibida na União Europeia desde 2006 (Comissão Europeia, 2005), estes continuam a ser utilizados noutras regiões do mundo, como os Estados Unidos da América, África e Ásia. Como resultado desta utilização extensiva de antimicrobianos em animais destinados à alimentação humana, a probabilidade de encontrar níveis elevados de resíduos nos produtos à base de carne é elevada se os intervalos de segurança não forem devidamente respeitados. (Organização Mundial de Saúde, 2001)

De acordo com o Centro de Controlo e Prevenção de Doenças (CDC), pelo menos 17 classes de antimicrobianos estão aprovadas para a promoção do crescimento dos animais de criação nos Estados Unidos da América, algumas das quais incluem Aminoglicosídeos (gentamicina, neomicina, estreptomicina), Penicilinas (amoxicilina, ampicilina), Cefalosporinas de terceira geração (ceftiofur), Glicopeptídeos (avoparcina, vancomicina), Macrólidos (eritromicina, tilmicosina, tilosina), Quinolonas ou Fluoroquinolonas (sarafloxacina, enrofloxacina), Estreptograminas (virginiamicina, quinupristina-dalfopristina), estreptomicina, sulfonamidas (sulfadimetoxina, sulfametazina, sulfisoxazol), tetraciclinas (clortetraciclina, oxitetraciclina, tetraciclina), polipeptídeos (bacitracina) e lincosamidas (lincomicina) (Anderson *et al.,* 2003).

O sector da pecuária na Zâmbia está segmentado em dois canais distintos e mal coordenados: o sector da pecuária comercial e o sector da pecuária tradicional ou dos pequenos agricultores. O sector dos pequenos agricultores representa 80% do total do gado no país e apenas 20% está sob o sector comercial. (Lubungu e Mukuka 2012). A população bovina no sector dos pequenos agricultores aumentou de 2001 a 2008 para o gado bovino. No entanto, entre 2008 e 2012 registou-se um declínio na população bovina de 2.815.583 para 2.162.357 (Lubungu e Mukuka 2012). Em 2012, o sector da pecuária de pequena dimensão na Zâmbia consistia em cerca de 2 162 357 bovinos e a distribuição do gado pelas quatro províncias em estudo era de 273 382 bovinos na província Central, 43 118 bovinos na província de Copperbelt, 84 590 bovinos na província de Lusaca e 857 570 bovinos na província do Sul. (Lubungu e Mukuka 2012). Não existe uma verdadeira raça nacional de gado na Zâmbia, mas sim uma mistura de muitas raças, resultando em tipos de Zebu e Sanga, como Tonga, Ngoni e Barotse, para o sector tradicional. (Breeding Impuls Zambia, 2014)

O principal desafio que o sector pecuário enfrenta no país é a baixa produtividade, caracterizada por uma taxa de crescimento lenta de cerca de 1,2% para o gado, taxas de mortalidade de 13%, doenças do gado e fraca acessibilidade aos serviços pecuários. Entre maio de 2011 e abril de 2012, registou-se uma elevada prevalência de doenças animais e mais de 60% do gado do sector pecuário tradicional foi afetado por doenças. (Lubungu e Mukuka 2012). As doenças importantes do gado na Zâmbia são a pneumonia pleural bovina contagiosa

(PBC), a febre aftosa (FA), a peste suína africana (PSA), a febre da costa leste (FCE) e a doença de Newcastle. Outras incluem doenças transmitidas por carraças, como a tripanossomíase e o carbúnculo bacteriano, que resultam numa baixa produtividade animal e em elevadas taxas de mortalidade. A taxa global de mortalidade por doença por 1000 animais entre os criadores de gado tradicionais está estimada em 127 para o gado, com as províncias Central, Copperbelt, Lusaka e Sul a registarem 279, 80,148 e 93 taxas de mortalidade por doença por 1000 animais, respetivamente. (Lubungu e Mukuka 2012). O controlo das doenças é um desafio importante na produção pecuária. As doenças do gado são prevenidas com vacinas ou tratadas. Mais de 80% dos criadores de gado tradicionais utilizam medicamentos veterinários para controlar os surtos de doenças. (Lubungu e Mukuka 2012).

A oxitetraciclina é um membro do grupo das tetraciclinas de medicamentos antimicrobianos. Tem sido utilizada com sucesso em todo o mundo, tanto no domínio veterinário como no da aquicultura, porque é barata e tem um amplo espetro antimicrobiano contra bactérias gram positivas e gram negativas, incluindo os membros dos géneros *Spirochete, Actinomyces, Rickettsia* e *Mycoplasma* (Blasco *et al* 2009). Devido à sua aplicação generalizada, a *Comissão do Codex Alimentarius* (CAC) publicou limites máximos de resíduos (LMR) para a tetraciclina (TC), a oxitetraciclina (OTC) e a clortetraciclina (CTC) e os seus 4 epímeros, que são 200 ng/g para o músculo, 600 ng/g para o fígado e 1200 ng/g para o tecido renal *(Comissão do Codex Alimentarius,* 2014).

A sulfametazina, também designada por sulfadimidina, pertence ao grupo das sulfonamidas de banda larga dos antimicrobianos. Os limites máximos de resíduos de acordo com o CAC são de 200 ng/g para o tecido muscular, renal e hepático *(Comissão do Codex Alimentarius,* 2014).

A carne de bovino representa a terceira maior parte do consumo mundial de carne.

(http://faostat.fao.Org/site/569/default.aspx#ancor. Acedido em 06.01.14). A produção mundial de carne em 2013 foi de 256 milhões de toneladas, das quais a carne de bovino representou cerca de 59 milhões de toneladas *(http://faostat.fao. org/site/569/de fault. aspx#ancor. Acedido em 06.01.14).* A produção em grande escala de animais para produção de carne de bovino levanta problemas relacionados com a saúde dos efectivos, uma vez que as infecções e as doenças podem propagar-se rapidamente. (Ikerd, 1999) Por conseguinte, os antimicrobianos são frequentemente administrados em grande escala na produção de carne de bovino, a fim de minimizar o risco de surtos de doenças dos animais.

Em resposta à crescente ingestão pública de antimicrobianos através dos alimentos e ao aumento da resistência das bactérias aos antimicrobianos, a *Comissão do Codex Alimentarius,* uma organização das Nações Unidas, bem como várias agências governamentais, como a Comissão Europeia, estabeleceram limites máximos de resíduos para várias substâncias antimicrobianas na carne de bovino, a fim de minimizar a exposição pública aos antimicrobianos. Embora os níveis máximos de resíduos da *Comissão do Codex Alimentarius* sejam apenas recomendações, os limites máximos de resíduos constantes dos regulamentos do país ou dos organismos estatutários regionais, como a Comissão Europeia, são juridicamente vinculativos, pelo que todos os produtores, exportadores e importadores de carne de bovino devem respeitar estes valores-limite.

Para que as agências reguladoras possam estabelecer limites de resíduos antimicrobianos na carne de bovino, são necessários métodos de medição sensíveis. Uma forma normalizada de medir os níveis de resíduos é por cromatografia líquida - espetrometria de massa (LC-MS). Embora a Zâmbia não disponha atualmente de um sistema tandem-MS, está equipada com um sistema LC-MS no âmbito de um programa de desenvolvimento da segurança alimentar da União Europeia. A disponibilidade do equipamento LC-MS torna possível monitorizar e quantificar os resíduos antimicrobianos em todos os alimentos destinados ao consumo humano, a fim de proteger o consumidor da ingestão de níveis inseguros que estão para além dos níveis máximos residuais (LMR). O objetivo deste estudo foi determinar os níveis de resíduos de oxitetraciclina e de sulfametazina na carne de bovino crua comercializada em zonas selecionadas da Zâmbia e avaliar a conformidade com os LMR CAC da OMS destinados a proteger a saúde humana.

1.2 Exposição do problema e justificação do estudo

Há um uso imprudente de antimicrobianos de oxitetraciclina e sulfametazina pelos criadores de gado na Zâmbia e a extensão deste problema não foi quantificada. (Mainda *et al* 2014). Consequentemente, os decisores políticos continuam a desconhecer em grande medida a extensão dos resíduos de antimicrobianos na carne de bovino comercializada. Para salvaguardar a saúde humana, a Organização Mundial de Saúde (OMS) e a Organização para a Alimentação e Agricultura (FAO) estabeleceram normas para a ingestão diária aceitável e limites máximos de resíduos nos alimentos (FAO e OMS, 1995). Em África, paralelamente à utilização imprudente de agentes antimicrobianos na medicina humana, os sectores agrícolas consomem uma grande quantidade de agentes antimicrobianos na criação de animais para tratar ou minimizar potenciais surtos de doenças ou para promover a saúde animal (Miller *et al.,* 2003). No entanto, não existe uma regulamentação clara que controle a contaminação dos géneros alimentícios por antibióticos em muitos países africanos. Além disso, existe uma clara falta de informação disponível sobre resíduos de antibióticos em alimentos derivados de animais em África (Miller *et al* 2003).

Na Zâmbia, mais de 80% dos criadores de gado tradicionais do país utilizam medicamentos veterinários para controlar os surtos de doenças. (Lubungu e Mukuka 2012). Além disso, não existem programas de garantia de qualidade para evitar a venda de alimentos de origem animal que possam conter resíduos de antimicrobianos. (Lubungu e Mukuka 2012).

Atualmente, não foi realizada e documentada qualquer investigação sobre resíduos antimicrobianos na carne de bovino comercializada na Zâmbia. Assim, esta investigação destinava-se a servir de base para estudos semelhantes destinados a melhorar a saúde pública a realizar no futuro, bem como a contribuir para o conjunto de conhecimentos existentes sobre estudos semelhantes realizados noutros países. Com base nas lacunas assinaladas, este projeto de investigação ajudará a recolher informações sobre os níveis de concentração de oxitetraciclina e sulfametazina na carne de bovino e também a determinar se estão em conformidade com os limites máximos de resíduos (LMR) da OMS/FAO e da UE. Além disso, o projeto de investigação apresentará recomendações aos criadores de gado sobre a utilização e os níveis de antimicrobianos antes da venda dos seus animais. É neste contexto que esta investigação foi realizada. Os resultados desta investigação aumentarão a sensibilização para a saúde pública na Zâmbia, em África e não só, sobre a magnitude e os riscos para a saúde humana associados à utilização de antimicrobianos e aos resíduos na carne de bovino comercializada. Além disso, os resultados desta investigação serão utilizados como referência para a elaboração de políticas no Ministério da Agricultura e da Pecuária e na indústria alimentar, especialmente na indústria da carne de bovino, no que diz respeito à utilização correta de antimicrobianos e medicamentos veterinários em composições de alimentos para animais, em conformidade com a Organização Mundial da Saúde Animal (OIE), a Organização Mundial da Saúde (OMS) e a Organização para a Alimentação e a Agricultura (FAO), bem como com os LMR da União Europeia (UE).

1.3 Objectivos do estudo

1.3.1 Objetivo geral

Determinar a concentração dos níveis de resíduos dos antimicrobianos oxitetraciclina e sulfametazina na carne de bovino comercializada e avaliar se cumprem os limites máximos de resíduos (LMR) da OMS/FAO e da UE.

1.3.2 Objectivos específicos

(i) . Determinar os níveis de concentração dos resíduos antimicrobianos de oxitetraciclina e sulfametazina na carne de bovino comercializada.

(ii). Quantificar os níveis de concentração dos antimicrobianos oxitetraciclina e sulfametazina na carne de bovino.

(iii) . Avaliar se os níveis de concentração dos antimicrobianos oxitetraciclina e sulfametazina estão em conformidade com os limites máximos de resíduos (LMR) da OMS/FAO e da UE.

(iv) Determinar qual dos dois antimicrobianos é mais detectado em violação dos LMR da OMS/FAO e da UE.

1.3.3 Hipóteses de investigação

(i) . Não existem resíduos dos antimicrobianos oxitetraciclina e sulfametazina na carne de bovino vendida para consumo humano proveniente das quatro províncias da Zâmbia.

(ii). Não há diferença significativa nos níveis de resíduos antimicrobianos de oxitetraciclina e sulfametazina na carne de bovino proveniente de quatro províncias da Zâmbia, em comparação com os LMR estabelecidos pela OMS/FAO e pela UE.

(iii) . Não existe um antimicrobiano específico que seja mais frequentemente detectado em violação dos LMR da OMS/FAO e da UE relativos a resíduos de antimicrobianos na carne de bovino.

CAPÍTULO 2: REVISÃO DA LITERATURA

2.1 Visão geral dos agentes antimicrobianos

Uma enorme diversidade de compostos farmacêuticos é utilizada na agricultura de animais de alimentação em todo o mundo para efeitos de tratamento ou prevenção de doenças infecciosas e não infecciosas, gestão de processos reprodutivos e promoção do crescimento utilizando níveis subterapêuticos. (Barcelo e Diaz-Cruz, 2007) Os compostos utilizados pertencem a uma variedade de classes terapêuticas, incluindo antimicrobianos, anti-inflamatórios, parasiticidas, anestésicos, hormonas de crescimento, anti-sépticos, broncodilatadores e antifúngicos (Barcelo e Diaz-Cruz, 2007).

Os factores de crescimento antimicrobianos são definidos como substâncias que ajudam os animais a digerir os alimentos e a melhorar a sua saúde geral. Com os promotores de crescimento, é possível aumentar a taxa de crescimento diário dos animais até 10 % (Hughes e Heritage, 2004). Embora os mecanismos de funcionamento dos antimicrobianos como promotores de crescimento não sejam inteiramente compreendidos, o efeito de promoção do crescimento pode ser o resultado de uma maior absorção de nutrientes, de uma maior atividade dos microrganismos internos e de uma redução dos microrganismos patogénicos (Marilyn e Chopra, 2001). São adicionados em quantidades subterapêuticas à alimentação de todo o rebanho ou manada.

Os agentes antimicrobianos são também utilizados em quantidades subterapêuticas para profilaxia, a fim de evitar uma infeção no bando ou na manada. Se uma infeção se propagar no bando ou no efetivo, os antimicrobianos são administrados a todos os animais em quantidades terapêuticas. Não se procede ao tratamento seletivo dos animais doentes, uma vez que os custos de diagnóstico de cada animal seriam demasiado elevados e a infeção poderia continuar a propagar-se entre os animais (Organização Mundial de Saúde, 2001).

Entre os muitos alimentos obtidos da terra e do mar, o homem tende a preferir os produtos de origem animal, como a carne, o leite, os ovos e o peixe. A carne ocupa um lugar importante na nossa alimentação quotidiana. É uma boa fonte de aminoácidos essenciais, vitaminas e minerais. (Aamer *et al* 2000) Entre os mais preferidos estão o frango, o carneiro e a carne de vaca. Outros são o peixe, os animais de caça e as aves (Aamer *et al* 2000). Devido às infecções bacterianas, tanto clínicas como subclínicas, a produção de grandes quantidades de carne de bovino para satisfazer a sua procura cada vez maior depende fortemente da utilização de medicamentos antimicrobianos de várias formas, tais como terapêutica, profiláctica, metafiláctica e como promotores de crescimento. A utilização de antimicrobianos de qualquer uma destas formas pode deixar resíduos nos produtos à base de carne de bovino que podem ser nocivos para os seres humanos.

2.2 Utilização de antimicrobianos na medicina humana

A exposição dos microrganismos a agentes antimicrobianos cria uma pressão selectiva que leva ao desenvolvimento de resistência. A utilização incorrecta de agentes antimicrobianos acelera o aparecimento e a disseminação da resistência. Em combinação com o escasso desenvolvimento de novos agentes antimicrobianos, a propagação da resistência aos agentes existentes está a levar à perda de opções eficazes para o tratamento e a prevenção de infeções, o que representa uma ameaça à segurança sanitária mundial (ECDC, 2017).

A oxitetraciclina é indicada em seres humanos para infecções causadas pelos seguintes organismos: *Rickettsiae, Mycoplasma pneumonia, Haemophilus ducrevi, Pasteurella pestis* e *pasteurella tularensis*. Outros são *Bartonella bacilliformis,* espécies de *Bacteroides* e espécies de *Brucella* *(http://www.rxlist.com/terramycin-drug/indications-dosage.htm, acedido em 29.05.17)*. Uma vez que muitas estirpes destes grupos de microrganismos demonstraram resistência às tetraciclinas, recomenda-se a realização de culturas e testes de suscetibilidade antes da administração. A oxitetraciclina está também indicada para o tratamento de infecções causadas pelos seguintes microrganismos gram-negativos quando os testes bacteriológicos indicam uma suscetibilidade adequada ao medicamento: *Escherichia coli, Enterobacter aerogenes* (anteriormente *Aerobacter aerogenes'),* espécies de *Shigella*, espécies *de Mima*, espécies de *Herellea, Haemophilus influenza* e espécies de *Klebsiella*. Para os organismos gram-positivos, a oxitetraciclina é indicada para o tratamento de espécies de *Streptococcus*. Verificou-se que até 44% das estirpes de *Streptococcus pyrogenes* e 74% de *Streptococcus faecalis* são resistentes aos fármacos tetraciclina. Por conseguinte, as tetraciclinas não devem ser utilizadas para a doença estreptocócica, exceto se o organismo tiver demonstrado ser sensível. Para as infecções respiratórias superiores devidas a estreptococos beta-hemolíticos do grupo A, a penicilina é o medicamento habitual de escolha, incluindo a profilaxia da febre reumática.

As sulfas foram as primeiras substâncias químicas sistematicamente utilizadas para tratar e prevenir infecções bacterianas nos seres humanos. A sua utilização diminuiu devido à disponibilidade de antibióticos mais eficazes e mais seguros e devido ao aumento dos casos de resistência aos medicamentos. As sulfonamidas ainda são utilizadas, mas sobretudo no tratamento de infecções do trato urinário e na prevenção de infecções de queimaduras. São também utilizadas no tratamento de certas formas de malária *(http://www.rxlist.com/terramycin-drug/indications-dosage.htm. Acedido em 29.05.17).*

Muitos outros medicamentos à base de sulfa foram derivados da sulfanilamida na década de 1940, incluindo o sulfatiazol (infecções bacterianas sistémicas), a sulfadiazina (infecções do trato urinário e do trato intestinal) e a sulfametazina (infecções do trato urinário). No entanto, todos os medicamentos à base de sulfa induziram alguns efeitos secundários e as bactérias desenvolveram estirpes resistentes após a exposição aos medicamentos. Em poucas décadas, muitos dos medicamentos à base de sulfa perderam a preferência para antimicrobianos mais eficazes e menos tóxicos, *(http://www.rxtist.com/terramycm-drug/mdications-dosage.htm. Acedido em 29.05.17}*.

2.3 Utilização de antimicrobianos em bovinos de carne

De acordo com o Centro de Controlo de Doenças, há três razões principais pelas quais os antibióticos são administrados por rotina aos animais: (1) para tratar animais doentes quando as aves de capoeira ou um rebanho são atacados por doenças ou enfermidades; (2) para prevenir doenças entre animais susceptíveis a infecções. Esta utilização afecta um maior número de animais porque normalmente envolve o tratamento de toda uma manada ou rebanho, o que aumenta a probabilidade de seleção genética de organismos resistentes ao antimicrobiano; (3) para promover o crescimento de bovinos, aves de capoeira e suínos quando estes são alimentados com doses baixas durante longos períodos. Como promotores de crescimento, os antimicrobianos nos alimentos para animais ajudam os animais a ganhar peso de forma mais eficiente, controlando as bactérias que podem interferir com a sua capacidade de absorver nutrientes. Os animais tornam-se mais saudáveis, crescem mais depressa e ficam mais fortes, e morrem menos devido à doença (Centro de Controlo e Prevenção de Doenças, 2012).

2.3.1 Utilização de oxitetraciclina na produção de carne de bovino

As tetraciclinas são antimicrobianos de largo espetro que têm sido utilizados com êxito em todo o mundo, tanto na medicina veterinária como na aquicultura. No Japão, as tetraciclinas representam mais de 60% de todos os antibióticos utilizados em medicina veterinária (Andersen *et al.,* 2005). Nos Estados Unidos da América, a oxitetraciclina e a clortetraciclina estão aprovadas para utilização em bovinos de carne, vitelos, suínos, ovinos, galinhas e perus (Andersen *et al.,* 2005). A oxitetraciclina foi especificamente aprovada para utilização em gado leiteiro e em peixe-gato, salmão e lagostas de aquacultura porque tem um amplo espetro antimicrobiano contra bactérias gram positivas e gram negativas, incluindo os géneros *Spirochete, Actinomyces, Rickettsia* e *Mycoplasma.* (Blasco *et al* 2009).

As tetraciclinas foram descobertas na década de 1940 como produtos de vários microrganismos. (Fuoco, 2012) As primeiras tetraciclinas a serem descobertas foram a 7-clortetraciclina, a 5-hidroxitetraciclina (oxitetraciclina) e a tetraciclina, que são metabolitos de *Streptomyces aureofaciens, Streptomyces rimosus* e *Streptomyces aureofaciens.* (Marilyn e Chopra, 2001). Estas substâncias constituem a primeira geração de antibióticos de tetraciclina. Nas décadas de 1960 e 1970, foram descobertas várias outras tetraciclinas, como a metaciclina e a minociclina (Organização Mundial de Saúde, 2001). A sua estrutura deriva de um sistema tetracíclico linear totalmente carbólico (Figura 2.1). Além disso, possuem um sistema P dicetona nas posições 11 e 12, bem como um enol e grupos carboxamida nas posições 1, 2 e 3 (Blackwood, 1985). Estes elementos estruturais desempenham um papel fundamental nos mecanismos antimicrobianos das tetraciclinas. Também fazem das tetraciclinas fortes agentes quelantes que formam complexos com iões metálicos divalentes. Além disso, possuem também um centro estereoquímico na posição 4. Em condições ácidas, sabe-se que as tetraciclinas sofrem uma epimerização nesta posição (Figura 2.1) (Fuoco, 2012). Esta epimerização pode ocorrer no decurso do metabolismo das tetraciclinas. Por conseguinte, é necessário analisar tanto a tetraciclina como os seus 4 epímeros para medir o nível de tetraciclinas num determinado tecido. Além disso, em condições fortemente ácidas, as tetraciclinas podem sofrer desidratação (figura 2.2) (Pena *et al.,* 1998).

O modo de ação das tetraciclinas tem sido estudado há décadas. Estas ligam-se aos ribossomas de um grande número de bactérias gram-positivas e gram-negativas e inibem a síntese proteica, impedindo a adição de novos aminoácidos a um polipéptido (Fouco, 2012). Este efeito é causado pelo bloqueio da ligação do aminoacil-tRNA ao ribossoma, interrompendo assim a tradução do genoma (Schnappinger e Hillen, 1996).

2.3.2 Utilização de sulfametazina na produção de carne de bovino

As sulfonamidas são frequentemente utilizadas para prevenir e controlar várias doenças na prática veterinária. São administradas por via oral ou misturadas com os alimentos para animais (Ming-Ren e Shun-An Chan, 2001). As sulfonamidas (figura 2.3), enquanto substâncias antimicrobianas, foram descobertas pela primeira vez na década de 1930. Desde então, foi sintetizado um grande número de sulfonamidas, que são utilizadas como medicamentos em medicina humana e veterinária. O modo de ação das sulfonamidas é o mesmo para todas as substâncias desta classe. A sulfametazina funciona como um antagonista competitivo da di-hidrofolato sintetase, uma enzima responsável pela formação de folato (Mark *et al* 2009). O folato é uma vitamina importante para a síntese e a reparação do ADN (Stephanie *et al* 2000). Só é eficaz em células procarióticas, uma vez que as células eucarióticas não produzem normalmente ácido fólico (Connie e Powell, 2000).

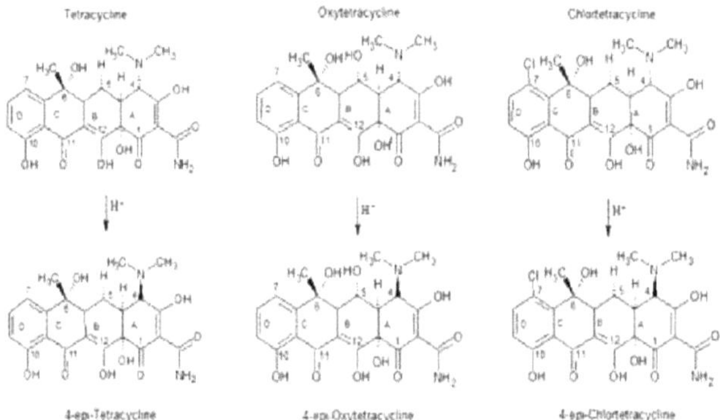

Figura 2.1: Estrutura da tetraciclina, oxitetraciclina e clortetraciclina e seus 4-epímeros.

(Fonte: Journal of the American Chemical Society 79 (11) : 2849-2858,1957)

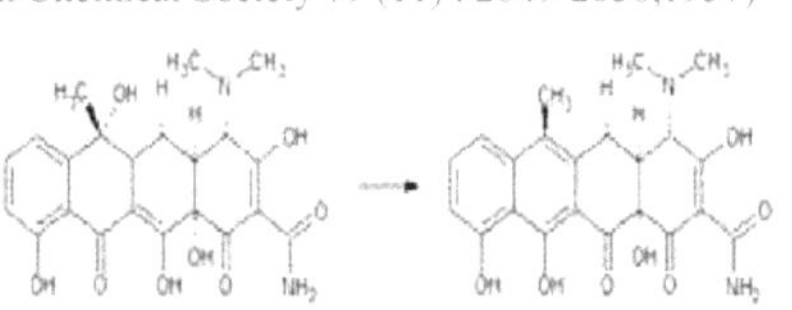

Figura 2.2: Desidratação da tetraciclina em condições ácidas

(Fonte: Journal ofPharmaceutical and Biomedical Analysis 18(4a5) : 839-845, 1998).

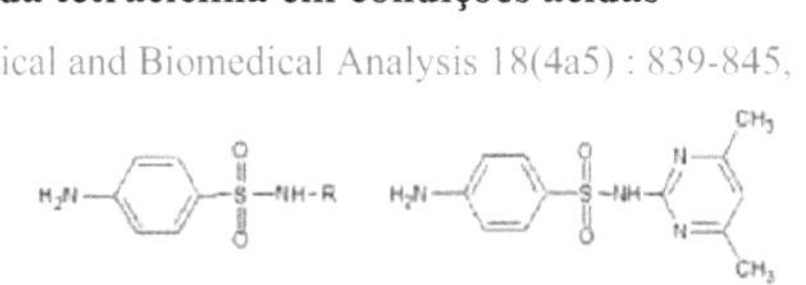

Figura 2.3: Estrutura geral das sulfonamidas e da sulfametazina

(Fonte: Pédiatrie inReview21(ll) : 368-371, 2000).

2.4 Factores que conduzem à ocorrência de resíduos antimicrobianos em produtos de bovinos

Muhammad *et al* (1997) enumeraram os seguintes factores que levam à ocorrência de resíduos antimicrobianos em produtos de origem animal (1) Inobservância do intervalo de segurança dos medicamentos, (2) Utilização prolongada ou dosagens excessivas de agentes antimicrobianos, (3) Inexistência de legislação restritiva ou aplicação inadequada da mesma (esta é a razão mais importante para a aparente violação generalizada dos níveis de resíduos de agentes antimicrobianos no leite e na carne no Paquistão), (4) Registos deficientes do tratamento, (5) Não identificação dos animais tratados, (6) Falta de aconselhamento sobre intervalos de segurança, (7) Utilização de antimicrobianos fora da rotulagem, (8) Disponibilidade de antimicrobianos para leigos como medicamentos de venda livre nos países em desenvolvimento, (9) Adição de antimicrobianos como conservantes do leite durante o transporte dos centros de produção (aldeias) para os centros de consumo (cidades ou fábricas) e (10) Falta de sensibilização dos consumidores para a magnitude e os perigos para a saúde humana associados aos resíduos de antimicrobianos nos géneros alimentícios de origem animal.

2.5 Perigos potenciais para os seres humanos devido a resíduos de antimicrobianos na carne de bovino

Os agentes antimicrobianos são utilizados desde a década de 1940 e conduziram a uma redução drástica das doenças e mortes causadas por doenças infecciosas. No entanto, a utilização extensiva de antimicrobianos na produção de carne de bovino resultou na produção de efeitos nocivos decorrentes de toxicidade direta ou de reacções alérgicas (reacções de hipersensibilidade) em pessoas já sensibilizadas para os mesmos. Alguns medicamentos e/ou os seus metabolitos possuem potencial carcinogénico, por exemplo, os resíduos de sulfametazina contidos na carne conservada com nitrato de sódio podem desenvolver um complexo de triazina com um potencial carcinogénico considerável (Aamer *et al.,* 2000). A ingestão prolongada de tetraciclina presente na carne de bovino tem efeitos prejudiciais nos dentes e nos ossos de crianças em crescimento (Aamer *et al.*, 2000). É pertinente mencionar que, com exceção de algumas tetraciclinas, a maioria dos antimicrobianos terapêuticos são relativamente estáveis ao calor e resistem tanto à pasteurização como ao processo de cozedura. Se a carne de bovino contiver resíduos de quinolonas, podem ocorrer efeitos adversos no desenvolvimento da cartilagem nas crianças (Aamer *et al.*, 2000). Os resíduos de medicamentos podem destruir a microflora útil do trato gastrointestinal, especialmente nas crianças, provocando problemas do tipo enterite (diarreia/disenteria) (Aamer *et al.,* 2000). A candidíase causada por *Candida albicans* é um exemplo clássico das consequências da redução da microflora normal útil pelos antimicrobianos (Aamer *et al.*, 2000). Sabe-se que os resíduos de cloranfenicol nos alimentos de origem animal causam depressão da medula óssea e anemia aplástica nos consumidores (Aamer *et al.,* 2000). A utilização de antimicrobianos a níveis subterapêuticos nos alimentos para bovinos pode levar ao desenvolvimento de estirpes resistentes de bactérias no animal. O consumo de carne que contenha resíduos de agentes antimicrobianos durante um período prolongado pode levar ao aparecimento de flora intestinal resistente e de agentes patogénicos nos seres humanos, como as espécies *E. coli* e *Salmonella* (Aamer *et al.*, 2000).

2.6 Legislação e diretrizes relativas aos agentes antimicrobianos e à sua utilização

Os antibióticos continuam a ser considerados necessários para o tratamento e a prevenção de doenças infecciosas em animais de criação destinados à produção de alimentos e para proteger a saúde pública das doenças de origem alimentar. Todos os antibióticos utilizados na medicina veterinária são os mesmos ou estão estreitamente relacionados com os antibacterianos utilizados na medicina humana ou podem induzir uma resistência cruzada (Ungemach *et al.*, 2006). Os dados relativos ao consumo de antibióticos na União Europeia (UE) indicam que o número de dias de tratamento em medicina humana é cerca de 10 vezes superior ao da utilização veterinária, sendo as tetraciclinas o grupo mais frequentemente utilizado. No entanto, as condições de utilização de antibióticos em animais de criação, principalmente em suínos e aves de capoeira, através do tratamento oral de um grande número de animais durante períodos de tempo prolongados e do risco de subdosagem, podem favorecer a seleção de resistência bacteriana (Ungemach *et al.*, 2006). A fim de reduzir a utilização de antibióticos e, assim, minimizar o desenvolvimento de resistência em medicina veterinária, foram publicadas na Alemanha, em dezembro de 2000, diretrizes obrigatórias para a utilização prudente de antibacterianos em animais. Estas diretrizes descrevem os requisitos mínimos que devem ser seguidos pelos veterinários quando administram antibióticos aos animais. Os elementos-chave das diretrizes são a utilização de antibióticos com base num diagnóstico exato (de preferência microbiológico), a escolha da substância antibacteriana mais adequada (espetro antibacteriano tão estreito quanto possível, margem de segurança tão elevada quanto possível, boa penetração nos tecidos, se necessário), a utilização restrita de antibióticos com carácter de último recurso, o cumprimento das instruções do rótulo (sem subdosagem ou prolongamento do intervalo de dosagem). Quaisquer desvios às recomendações das diretrizes devem ser justificados e registados. Os resultados da monitorização da utilização de antibióticos como alimentos medicamentosos na produção de suínos no estado alemão de Sachsen-Anhalt, entre outubro de 2000 e março de 2002, indicaram uma mudança na atitude de prescrição dos veterinários após a aplicação das diretrizes. O consumo de antibióticos diminuiu continuamente de 4255 kg antes das diretrizes para 1145 kg no primeiro trimestre de 2002, resultando numa redução dos dias de tratamento por animal de 31,6 (terceiro trimestre de 2000) para 13,6 dias (primeiro trimestre de 2002) (Ungemach *et al* 2006). Simultaneamente, a utilização de clortetraciclina diminuiu de 76% da quantidade total de antibióticos inicialmente prescritos para 14,7% no final do estudo, respetivamente. Estes resultados sugerem uma aceitação das diretrizes para a utilização prudente de antibióticos pelos veterinários como uma ferramenta importante para reduzir a utilização de antibióticos e o desenvolvimento consecutivo de resistência (Ungemach *et al.*, 2006). .

2.7 Limites máximos de resíduos (LMR)

Os limites máximos de resíduos referem-se à concentração máxima de resíduos resultante da utilização de um produto médico veterinário que pode ser aceite pela comunidade como legalmente permitido ou reconhecido como aceitável no interior ou à superfície dos alimentos.

Seguem-se os limites máximos de resíduos (LMR) para os antimicrobianos em estudo utilizados na produção de carne de bovino, estabelecidos pela Organização Mundial de Saúde/Organização das Nações Unidas para a Alimentação e a Agricultura (OMS/FAO) e pela União Europeia (UE) relativamente aos resíduos de antimicrobianos na carne de bovino.

2.7.1 Tetraciclinas

Os limites máximos de resíduos (LMR) da União Europeia (UE) são de 100 ng/g para o músculo, 300 ng/g para o fígado e 600 ng/g para o tecido renal (Comissão das Comunidades Europeias, 1999).

Os estudos toxicológicos originais e adicionais utilizados para estabelecer uma Dose Diária Aceitável para a clortetraciclina, a oxitetraciclina e a tetraciclina mostram que estes medicamentos ou compostos têm baixa toxicidade. Isto deve-se ao facto de serem absorvidos de forma incompleta pelo trato gastrointestinal; no entanto, atingem rapidamente concentrações elevadas no intestino, produzindo perturbações da microflora intestinal nas 48 horas seguintes à ingestão diária (Ibid, 1966).

Apesar de terem níveis tóxicos baixos, as tetraciclinas (clortetraciclina, oxitetraciclina e tetraciclina) numa dose diária de 1 - 2 g aumentam a proporção de estirpes resistentes de espécies de *E. coli* no trato gastrointestinal. O comité recomendou os seguintes LMR para a clortetraciclina, a oxitetraciclina e a tetraciclina, expressos como medicamento principal isolado ou em combinação 200 μg/kg (200 ng/g) para músculo, 600 μg/Kg (600 ng/g) para fígado e 1200 μg/Kg (1200 ng/g) para rim em bovinos, suínos, ovinos e aves de capoeira, 100 μg/L para leite em bovinos e ovinos e 400 μg/Kg (400 ng/g) para ovos. (Ibid, 1966).

A partir dos LMR recomendados acima, a dose diária máxima teórica para a clortetraciclina, a oxitetraciclina e a tetraciclina utilizadas isoladamente ou em combinação seria de 370 μg, com base numa ingestão diária de 300 g de músculo, 100 g de fígado, 50 g de rim e gordura, 100 g de ovos e 1,5 L de leite (Ibid, 1966).

2.7.2 Sulfametazina

Em 1994, o Comité Misto FAO/OMS de Peritos em Aditivos Alimentares (JECFA) estabeleceu uma dose diária admissível (DDA) de 0 - 50 μg/Kg (50 ng/g). O Comité do Codex para os Aditivos e Contaminantes Alimentares recomendou limites máximos de resíduos (LMR) para a sulfametazina de 100 μg/Kg (100 ng/g) no músculo, fígado, rim e gordura de bovinos, ovinos, suínos e aves de capoeira e 25 μg/L no leite. A sulfametazina não deve ser utilizada em galinhas poedeiras, pelo que não foram recomendados LMR para os ovos (Organização Mundial de Saúde, 1995).

2.8 Lei sobre alimentos e medicamentos da legislação da Zâmbia

A Lei sobre Alimentos e Medicamentos, Cap. 303, Secção 3, da legislação da Zâmbia, são os seguintes os requisitos:

Proibição da venda de géneros alimentícios venenosos, pouco saudáveis ou adulterados

3. Qualquer pessoa que venda qualquer género alimentício que:-

(a) Contenha no seu interior ou sobre ele qualquer substância venenosa ou nociva ou

(b) Consistir, no todo ou em parte, em substâncias ou matérias estranhas imundas, pútridas, podres, decompostas ou doentes, ou que sejam de outro modo impróprias para consumo humano ou

(c) Está adulterado,

Será culpado de uma infração, (Leis da Zâmbia, 1994).

Além disso, a Lei da Saúde Animal de 2010, Parte III e secção 12 (g) mandata o Ministro da Agricultura e Pecuária ou o Diretor dos Serviços Veterinários para regular a produção, distribuição e utilização de medicamentos veterinários, produtos biológicos, vitaminas, minerais, hormonas, promotores de crescimento, alimentos para animais e aditivos para alimentos para animais com o objetivo de controlar as doenças dos animais, a resistência aos medicamentos, o controlo dos resíduos e os desequilíbrios.

2.9 Intervalos de segurança para os agentes antimicrobianos na carne

O quadro 2.1 abaixo mostra os intervalos de segurança para os antimicrobianos em estudo que devem ser seguidos pelos agricultores para evitar a deteção de resíduos no ponto de consumo pelos consumidores.

Quadro 2.1: Intervalos de segurança para a oxitetraciclina e a sulfametazina na carne

Tipo de antimicrobiano	Período de retirada (dias)
Oxitetraciclina	7 dias
Sulfametazina	12 dias

(Base de dados do Compêndio de Produtos Veterinários, 2007)

2.10 Métodos publicados para a deteção de tetraciclinas e sulfametazina em diferentes matrizes.

Foram publicados muitos métodos para a deteção de tetraciclinas e sulfametazina em diferentes matrizes, como carne, ovos, solo e água. O solvente mais utilizado para o processo de extração de resíduos de medicamentos de matrizes sólidas e de elevada viscosidade, como carne, alimentos para animais, mel e ovos, é o acetonitrilo (Biswas *et al* 2007; Cronly *et al* 2010; David *et al* 2006; Wang, 2004). O acetonitrilo é adicionado à amostra, misturado e o sobrenadante é transferido para limpeza posterior. Um método de limpeza comum é a extração do sobrenadante com hexano ou acetato de etilo (David *et al* 2006; Hamscher *et al* 2002). Outro método de limpeza frequentemente descrito é a extração em fase sólida. O sobrenadante da extração com acetonitrilo é assim passado através dos cartuchos Oasis Hydrophile- Lipophile Balance (HLB) ou Bond-Elute C18. O cartucho carregado é lavado com água Milli-Q e as substâncias a analisar são eluídas com acetonitrilo e secas sob uma corrente de azoto ou vácuo (Cronly *et al* 2010; Sczesny *et al* 2003; Wang, 2004). Para a medição por HPLC, utiliza-se principalmente uma coluna C18, com água Milli-Q e acetonitrilo com 0,1 % de ácido fórmico cada um como solventes.

Como detetor, é utilizado um espetrómetro de massa em tandem em quase todos os métodos publicados. Apenas o método publicado por Jian Wang sobre resíduos antimicrobianos no mel descreve a utilização de um único espetrómetro de massa quadrupolar (Wang, 2004). Vários métodos também descrevem a utilização da deteção UV/Vis-DAD e da deteção de fluorescência (Schuster, 2009; Pena *et al* 1998). Quando se utiliza a deteção UV/Vis-DAD, a absorção UV é geralmente observada a 355 nm.

2.11 Cromatografia líquida

2.11.1 Princípio da cromatografia líquida

A cromatografia líquida-espetrometria de massa é um método analítico que combina a técnica de separação da cromatografia líquida com um espetrómetro de massa como detetor. Uma amostra líquida é injectada numa coluna densamente recheada com um material hidrofóbico (fase reversa) ou hidrofílico. Um fluxo constante da fase móvel, constituída por um solvente ou uma mistura de solventes, é bombeado através da coluna, transportando a amostra através dela. As diferentes substâncias presentes na amostra têm tempos de retenção diferentes, dependendo da sua afinidade com a fase sólida e a fase móvel. Deste modo, consegue-se uma separação das substâncias (laboratoryinfo.com, 2015)

2.11.2 Detectores UV/Vis-DAD

O detetor UV/Vis-DAD mede a absorção de luz ultravioleta e visível de uma molécula na gama de 190-700 nm. A absorção UV/Vis-DAD depende do sistema eletrónico de uma molécula. Os sistemas aromáticos, as ligações duplas insaturadas e os sistemas de electrões π deslocalizados têm, na sua maioria, propriedades de absorção no espetro UV/Vis. Um detetor UV/Vis comum é o detetor de díodos (DAD) (figura 2.4). Uma fonte de luz (lâmpadas de deutério e/ou lâmpadas de tungsténio) emite luz policromática para a amostra numa célula de fluxo. Dependendo das substâncias a analisar na amostra, a luz é absorvida em comprimentos de onda específicos. Depois de atravessar a amostra, a luz emitida passa por um dispositivo de dispersão, que divide o feixe de luz no seu espetro. A luz atinge então os conjuntos de fotodíodos que convertem a intensidade da luz num sinal eletrónico. O DAD é capaz de observar a absorção de UV em vários comprimentos de onda ao mesmo tempo (Cammann, 2010).

2.11.3 Detectores de luz de fluorescência

Os detectores de fluorescência medem a luz emitida por uma substância a analisar depois de esta ter sido excitada com luz ultravioleta. Através de radiação electromagnética altamente energética, como a luz UV, os electrões são excitados do seu estado fundamental para um estado de maior energia. Quando esses electrões caem deste estado excitado para um estado de menor energia (estado fundamental), é emitida luz. A energia emitida é inferior à energia utilizada para a excitação. Um detetor de fluorescência é constituído por uma lâmpada ultravioleta que emite luz UV para a amostra numa célula de fluxo (Figura 2.5). As substâncias a analisar são excitadas e a luz emitida é medida com fotocélulas. Muitas substâncias não apresentam fluorescência, o que torna os detectores de fluorescência muito selectivos. Muitas vezes, os analitos-alvo não são eles próprios fluorescentes, o que torna necessária uma derivatização para receber um sinal (Cammann, 2010).

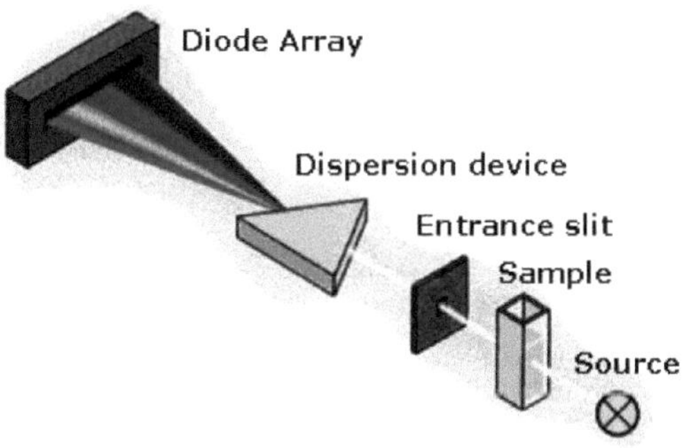

Figura 2.4: Esquema de um detetor DAD UV/Vis

(Fonte :<http://www.p-forster.com/I-Tools/)

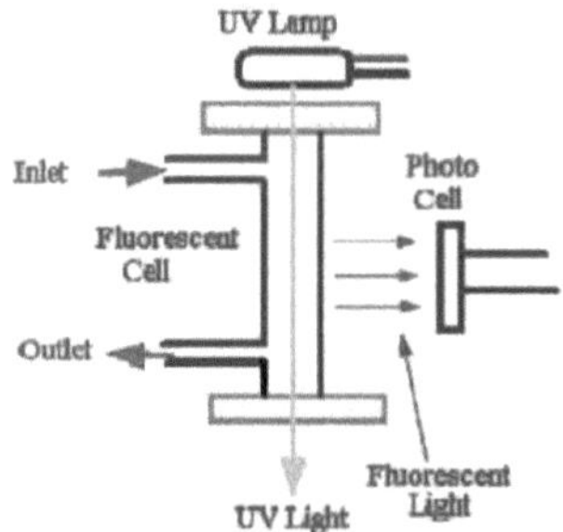

Figura 2.5: Esquema do detetor FLD

(Fonte: http://www.chromatography-online)

Utilizando o MS como detetor, muitos dos problemas encontrados com os detectores UV/Vis-DAD e fluorescentes seriam evitados. Os detectores UV/Vis-DAD e fluorescentes não são a melhor forma de medir matrizes complexas como a carne de bovino devido à sua baixa sensibilidade e especificidade. Com a EM, as substâncias interferentes da matriz são consideravelmente reduzidas, uma vez que os padrões de fragmentação de massa são parâmetros muito mais selectivos do que a absorvância UV. Além disso, o limite de deteção e quantificação é reduzido, tornando o método mais sensível (Schuster, 2009).

CAPÍTULO 3: MATERIAIS E MÉTODOS

3.1 Conceção do estudo

Foi realizado um estudo transversal em quatro (4) províncias (Central, Copperbelt, Lusaca e Sul) da Zâmbia durante um período de 3 meses, de setembro a dezembro de 2015. Foram recolhidas aleatoriamente amostras de músculo de 224 bovinos abatidos em matadouros/açougues, que foram analisadas para deteção de resíduos antimicrobianos de oxitetraciclina e sulfametazina.

3.2 Determinação da dimensão da amostra

Uma vez que não havia informação documentada ou estudos realizados na Zâmbia para determinar os níveis de resistência a antibióticos ou resíduos na carne de bovino comercializada, partiu-se do pressuposto de que os níveis aparentes de resíduos de medicamentos em cada matadouro eram de 50% (ou seja, 0,5) e de que se recolheriam amostras de tamanho máximo. A dimensão da amostra para estimar o nível aparente de resíduos de antibióticos nas províncias selecionadas, dado que a população de carne de bovino nos matadouros oficialmente registada era de cerca de 11 800 carcaças (CSO, 2009), foi calculada utilizando a fórmula aleatória simples:

$$S = \frac{X^2 NP(1-P)}{d^2(N-1) + X^2 P(1-P)}$$ (Krejcie *et al* 1970).

Onde:

S *(n)* = dimensão da amostra necessária

N = a dimensão da população em causa (produção efectiva do matadouro na Zâmbia/ano)

X^2 = Nível de confiança

P = a frequência esperada do fator em estudo, ou seja, o nível esperado de resíduos de antibióticos

d= o grau de exatidão, ou seja, a margem de erro. Neste estudo, foi utilizada uma estimativa de erro admissível de 0,05. Por conseguinte:

$$S = \frac{1.96^2(11{,}800)0.5(1-0.5)}{0.05^2(11{,}800) + 1.96^2(0.5)(1-0.5)}$$ **=372**

Assim, a dimensão total da amostra foi de 372 carcaças nas 10 províncias da Zâmbia. Dado que cada província tinha diferentes capacidades de abate, e a partir dos dados obtidos nos inquéritos demográficos, ponderámos as províncias de acordo com os dados do inquérito demográfico socioeconómico. A província de Lusaka foi ponderada numa escala arbitrária de 5 em termos de consumo de carne de bovino e de matadouros disponíveis, sendo a mais elevada do país. Luapula, Muchinga e North-Western tinham uma baixa produção de matadouros e foram classificadas com 1, (ver Quadro 3.1 abaixo). Utilizando os rácios obtidos em relação à dimensão da amostra calculada e ajustando-os à escala mencionada, as dimensões das amostras provinciais foram tabuladas como se indica no quadro seguinte, com Lusaca a recolher cerca de 80 carcaças e as províncias mais pequenas a recolherem cerca de 16 animais. No entanto, devido a recursos limitados, quatro províncias foram propositadamente amostradas com base no facto de terem rácios elevados de consumo de carne de bovino. Assim, foram selecionadas as províncias Central, Copperbelt, Lusaca e Sul, elevando o número total de amostras analisadas para 224.

Tabela 3.1: Estimativas provinciais do tamanho da amostra

Variável	Lsk	C/cinta	C/ral	S/thn	E/ten	N/thn	M/nga	L/la	W/thn	N/W	**Total**
Rácio dado	5	4	3	2	2	2	1	1	2	1	**23**
Tamanho da amostra *(n)*	80	64	48	32	32	32	16	16	32	16	**368**

3.3. Locais de recolha de amostras

As amostras de carne de bovino foram colhidas na província Central, no matadouro Chisamba Huntley, na província de Copperbelt, em Chingola, no matadouro Chingola, na província de Lusaca, no talho Master, no talho King Quality, no talho Kachema, no Majoru Meat Products e no talho Best Beef. Na Província do Sul, o estudo foi realizado em Mazabuka, no matadouro do Zambia Institute of Animal Health (ZIAH), e em Kalomo, no talho Star (Figura 3.1). A seleção das áreas de estudo baseou-se nos dados demográficos sobre o consumo de carne de bovino por província, obtidos junto do Serviço Central de Estatística, e no facto de a maioria das pessoas em toda a Zâmbia levar os seus animais para abate a estes matadouros e talhos. Os matadouros e talhos recebem um grande número de animais para abate, que são posteriormente distribuídos para venda noutras partes do país.

Foram recolhidas amostras dos músculos glúteos, que são os locais de injeção predominantes. Foram colhidas cerca de duzentas gramas (200 g) de tecido muscular de cada animal, que foram colocadas em embalagens histopack esterilizadas e transportadas em caixas frigoríficas com sacos de gelo congelado para o laboratório do Central Veterinary Research Institute (CVRI), Chilanga, Lusaka. No laboratório, as amostras foram armazenadas num congelador a -20° C até à análise.

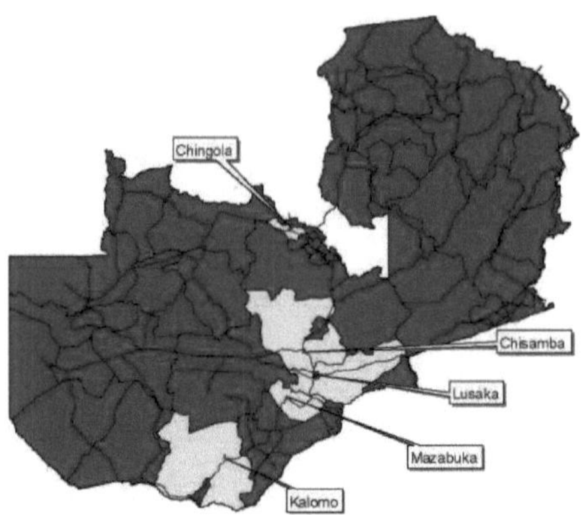

Figura 3.1: O mapa das áreas de estudo na Zâmbia.

3.4 Validação do método analítico

As definições e os procedimentos de medição dos parâmetros de validação que se seguem foram retirados das diretrizes da Sociedade Alemã de Toxicologia e Química Forense (GTFCh, 2009).

3.4.1 Verdade

A veracidade descreve a aberração de um valor medido em relação ao valor real devido a um erro sistemático. Para a medir, uma amostra da matriz é adicionada com as substâncias a analisar.

Devem ser medidas duas concentrações diferentes. Para cada concentração, foram preparados dois paralelos e medidos três vezes cada um. Obtêm-se assim 6 valores, dos quais se calcula a média e o desvio-padrão. A concentração da substância a analisar deve situar-se dentro do intervalo de confiança (P = 95 %) da média dos valores medidos.

$$CI = \pm \frac{s \text{ x } t}{\sqrt{N}}$$

s = desvio padrão

t = t - fator (P = 0,95, f = 5)

N = dimensão da amostra

Para testar a veracidade, foram preparadas quatro amostras. Cada uma continha 1 g de músculo homogeneizado da amostra de controlo negativo. Duas amostras foram marcadas com 40 μL de solução de marcação 0,01 mg/mL, equivalente a 400 ng de OTC e SMZ; duas amostras foram marcadas com 250 μL, equivalente a 2500 ng dos analitos. Todas as amostras foram processadas segundo o método descrito no ponto 3.5.2.

A veracidade foi testada para uma concentração de 400 ng/g e 2500 ng/g. A concentração de 400 ng/g foi escolhida por se situar entre os limites máximos de resíduos de oxitetraciclina para o músculo (200 ng/g) e para o fígado (600 ng/g). A concentração de 2500 ng/g foi escolhida para testar o desempenho do método para concentrações elevadas. A exatidão da calibração foi verificada a 275 nm e 355 nm.

3.4.2 Precisão

A precisão descreve a dispersão dos valores medidos devido a erros aleatórios. É diferenciada entre repetibilidade e reprodutibilidade. Para medir a reprodutibilidade, a matriz foi adicionada aos analitos e foram medidos três paralelos desta amostra. Este procedimento foi repetido em 6 a 10 dias. O desvio-padrão total (S_t) foi calculado a partir do desvio-padrão dentro da série de um dia (S_b) e entre as séries (S_w).

$$S_b=\sqrt{\frac{\sum S_d^2}{n}} \qquad S_w=\sqrt{\frac{\sum(X_d-X_t)^2}{(n-1)}}$$

$$S_t=\sqrt{S_b^2+S_w^2}$$

S_d = desvio padrão dentro de uma série em ng/g

X_d = média de uma série em ng/g

X_t = média total em ng/g

Para determinar a repetibilidade, foram efectuados 5 ensaios paralelos, a partir da mesma amostra. A repetibilidade foi demonstrada pelo desvio padrão da série.

$$S_r=\sqrt{\frac{\sum(c_1-\bar{c})}{(n-1)}}$$

C_1 = concentração de um único paralelo em ng/g, $\bar{C}$ = concentração média em ng/g

A combinação da repetibilidade e da reprodutibilidade indica a precisão.

$$S_p=\sqrt{S_r^2+S_t^2}$$

Para testar a precisão, foram preparadas 5 amostras. Cada uma continha 1 g de tecido muscular homogeneizado da amostra de controlo negativo. As amostras foram adicionadas com 40 μL de uma solução de adição de 0,01 mg/mL, equivalente a 400 ng de OTC e SMZ. Todas as amostras foram processadas segundo o método descrito no ponto 3.5.2.

Todas as medições de precisão foram efectuadas com a concentração de 400 ng/g para todos os analitos.

3.4.3 Taxa de recuperação

A taxa de recuperação descreve a perda da substância a analisar devido ao processo de extração e limpeza. Foi determinada através da preparação de três amostras. A amostra (a) consistia na matriz enriquecida com uma determinada concentração de analitos, que passou por todo o processo de extração. A amostra (b) continha a matriz, mas não foi marcada. Foi tratada como a amostra (a). A terceira amostra (c) continha apenas solvente impregnado com a mesma concentração de analitos que a amostra (a), mas não passou pelo processo de extração. A taxa de recuperação foi calculada com base nas concentrações medidas das três amostras.

$$R = \frac{C_a - C_b}{C_c} x\ 100\%$$

Para testar a recuperação, foram preparadas 9 amostras. Três amostras continham 1 g de tecido muscular homogeneizado da amostra de controlo negativo. Foram adicionados 40 μL de uma solução de adição de 0,01 mg/mL, equivalente a 400 ng de OTC e SMZ. Três amostras continham 1 g de tecido muscular homogeneizado da amostra de controlo negativo e não foram contaminadas. As amostras foram processadas segundo o método descrito no ponto 3.5.2.

Além disso, foram preparadas três amostras contendo apenas 40 μL de solução de adição de 0,01 mg/mL, equivalente a 400 ng de OTC e SMZ. Foram adicionados a essas 6 amostras 100 μL de 50 μg/mL de cafeína como padrão interno, equivalente a 5 pg. Foram adicionados 10 μL de ácido fórmico e a amostra foi enchida até um volume de 1 mL com 810 mL de acetonitrilo e misturada com um vórtex. Estas amostras não foram submetidas ao processo de extração e foram medidas diretamente.

3.4.4 Seletividade e especificidade

A seletividade descreve a capacidade de um método para medir várias substâncias a analisar sem interferências mútuas. A especificidade é a vulnerabilidade de um método a outros componentes interferentes na amostra. Pode ser medida através da preparação e comparação de três amostras diferentes. A amostra (a) contém apenas solvente impregnado com uma determinada concentração de analitos. A amostra (b) contém apenas a matriz não impregnada. A amostra (c) contém a matriz impregnada com a mesma quantidade de concentração que a amostra (a). As amostras (a) e (c) devem fornecer as mesmas concentrações de analitos, devendo o seu intervalo de confiança sobrepor-se. A amostra (b) não deve apresentar sinais acima do limite de deteção.

3.4.5 Linearidade

A linearidade descreve a área de concentração da substância a analisar, na qual a concentração é diretamente proporcional ao sinal. Foi medida pelo coeficiente de correlação da curva de regressão da calibração padrão. Em condições ideais, uma calibração deve apresentar uma correlação de 0,999 para ser considerada linear.

A calibração interna foi efectuada com 5 padrões contendo 1 g de tecido muscular em branco impregnado com os 2 analitos-alvo com concentrações de 200, 400, 800, 1200 e 2500 ng.

3.4.6 Limite de deteção e quantificação

O limite de deteção é a concentração mais baixa que pode ser medida qualitativamente. O limite de quantificação é a concentração mais baixa da substância a analisar que pode ser medida quantitativamente. O limite de deteção é definido como sendo a concentração para a qual a relação sinal/ruído do sinal correspondente é de 3 para 1. Para o limite de quantificação, o rácio sinal/ruído necessário é de 9 para 1. Estes limites podem ser calculados de acordo com a norma DIN 32645, medindo dez vezes a matriz não contaminada. O limite de deteção é então três vezes, o limite de quantificação nove vezes o desvio padrão do sinal correspondente dividido pelo declive da regressão linear.

$$LOD = 3 \times \frac{S_B}{b} \qquad LOQ = 9 \times \frac{S_B}{b}$$

Foram preparadas cinco amostras com 1 g de tecido muscular homogeneizado da amostra de controlo negativo. As amostras foram processadas segundo o método descrito no ponto 3.5.2.

Os limites de deteção e de quantificação foram calculados com base nas equações descritas no ponto 3.4.6. A fim de obter o sinal de ruído para as substâncias a analisar, foi definido um pico nos tempos de retenção das respectivas substâncias a analisar. O desvio-padrão das concentrações resultantes constituiu então a base para o cálculo do LOD e do LOQ (Quadro 4.2)

3.4.7 Robustez

A robustez descreve a sensibilidade de um método face a alterações das condições do quadro analítico, como a temperatura, diferentes matrizes e variações do pH. Para avaliar a estabilidade de um método, a mesma amostra pode ser analisada no início e no fim de uma série de análises. Além disso, a mesma amostra pode ser medida ao longo de vários dias. Além disso, a influência da matriz pode ser verificada através da adição da mesma quantidade de analitos a diferentes matrizes, como tecido muscular, hepático e renal de diferentes animais.

O intervalo de confiança dos sinais de todas as medições deve sobrepor-se. A influência do pH pode também ser investigada ajustando o pH do solvente no início da extração a diferentes níveis, desde o ácido ao neutro.

3.5 Análise de amostras de laboratório

3.5.1 Preparação de amostras de carne

As amostras foram retiradas do congelador a -20° C e foram descongeladas. Foram pesados cerca de 10 g de músculo e misturados com 25 mg de EDTA por grama de amostra. A amostra e o EDTA foram homogeneizados com um misturador. A amostra foi homogeneizada durante 1 minuto. A amostra misturada foi depois triturada com um almofariz e um pilão.

3.5.2 Método de extração

Todo o material de vidro utilizado foi lavado três vezes com água da torneira, três vezes com água desionizada e uma vez com acetona. Os frascos de HPLC para análise das amostras foram lavados com uma solução de EDTA 0,02 mol/L e secos ao ar livre. Um grama (1 g) da amostra homogeneizada foi pesado com precisão num tubo de centrifugação de polipropileno de 15 mL. À amostra, foram adicionados 50 µL de solução de cafeína a 50 µg/mL, equivalente a 2500 ng de cafeína. Foram adicionados cinco mililitros (5 mL) de acetonitrilo utilizando uma pipeta volumétrica de 5 mL e a mistura foi agitada em vórtice durante 1 minuto. A amostra foi centrifugada durante 10 minutos a 7000 rpm. O sobrenadante foi recolhido para um tubo de centrifugação separado de 15 mL por decantação. Foram adicionados cinco mililitros (5 mL) de acetonitrilo ao resíduo e a mistura foi agitada em vórtice durante 1 minuto. A amostra foi centrifugada durante 10 minutos a 7000 rpm. Ambos os sobrenadantes foram combinados num tubo de centrifugação de 15 mL, misturados brevemente com um vórtex e secos suavemente sob uma corrente de azoto até 2 mL. Após a secagem, foram adicionados 0,5 mL de água de grau HPLC e 30 μL de ácido fórmico, tornando a mistura 1,2 % ácida. Foram adicionados quinze miligramas (15 mg) de carvão ativo Supelclean ENVI-carb; a amostra foi misturada durante 30 segundos utilizando um vórtex e centrifugada durante 10 minutos a 7000 rpm. O sobrenadante foi recolhido para um tubo de centrifugação separado de 15 mL e seco até 0,5 mL. A amostra seca foi transferida para o frasco de vidro do HPLC e medida utilizando as definições descritas em 3.5.3.

3.5.3 Definições de HPLC-UV/Vis e ELD

Comprimento de onda de absorção UV: 275nm, 355nm

Comprimento de onda de excitação FLD: 270nm

Comprimento de onda de emissão FLD: 420nm, 520nm
Temperatura da coluna: 25°C

O gradiente foi definido de acordo com o Quadro 3.2:

Quadro 3.2: Gradiente para as medições HPLC-UV/Vis-FLD

Tempo em min	Caudal em μL/min	Eluente A	Eluente B
0	500	85%	15%
10	500	40%	60%
10	500	95%	5%
17	500	95%	5%
18	500	85%	15%
21	500	85%	15%

Eluente A: água + 0,1% de ácido fórmico

Eluente B: acetonitrilo + 0,1% de ácido fórmico

3.5.4 Preparação do stock padrão e da solução de trabalho:

Foi preparada uma solução-mãe padrão do composto OTC dissolvendo 10 mg do composto em 10 ml de metanol para obter uma concentração final de 1 mg/mL. A solução-mãe padrão foi então colocada em vidros âmbar para evitar a fotodegradação e armazenada a -20°C, tendo sido deixada a estabilizar durante pelo menos 4 semanas. Em seguida, foi diluída com água a 95%: 5% de acetonitrilo para obter uma série de soluções padrão de trabalho de 200 ng/g, 400 ng/g, 800 ng/g, 1200 ng/g e 2500 ng/g.

3.5.5 Preparação da curva padrão

Os pós-padrão de oxitetraciclina e sulfametazina foram pesados com exatidão e dissolvidos em metanol para produzir a solução-mãe, tendo sido efectuadas várias diluições em série das soluções-mãe, que foram injectadas no HPLC para traçar as curvas-padrão de valor R^2 linear = 0,9971 para a oxitetraciclina e valor R^2 = 0,9951 para a sulfametazina, nas gamas de 200 a 2500 ng/g (figura 4.1). As áreas dos picos foram calculadas automaticamente para as soluções-padrão analíticas certificadas de OTC e SMZ das soluções de trabalho preparadas de 200 ng/g, 400 ng/g, 800 ng/g, 1200 ng/g e 2500 ng/g. As linhas de melhor ajuste dos dados foram determinadas utilizando a regressão linear do software ChemStation para a série Agilent 1200, que utiliza a seguinte equação.

$Y = mx + b$

Onde:

Y = a área do pico

X= a concentração antimicrobiana (ng/g)

m = o declive da curva

b = a interceção de Y

A partir das alturas de pico medidas dos analitos, as concentrações antimicrobianas foram automaticamente calculadas com o instrumento de HPLC, utilizando os declives da regressão e os valores de interceção.

3.5.6 Análise por HPLC de resíduos de oxitetraciclina e sulfametazina

Foi utilizada a deteção e quantificação por HPLC de acordo com Froehlich (2013). A carne de vaca foi quantificada para resíduos de oxitetraciclina e sulfametazina utilizando um aparelho de HPLC equipado com uma bomba quadrada de fluxo constante e um caudal de 0,5 mL/min. A eluição da oxitetraciclina e da sulfametazina do analito foi efectuada num Eclipse XDB C18, 4,6 x 150 mm, 5 pm I.D com água-acetonitrilo de qualidade HPLC contendo 0,1% de ácido fórmico. Injectou-se um volume de injeção de 100 pl do analito de cada amostra para obter áreas médias dos picos das amostras positivas correspondentes a tempos de retenção de 7,4 a 7,7 minutos do padrão de referência para o OTC e de 9,0 a 9,4 minutos para o SMZ. As concentrações de resíduos de OTC e SMZ nas amostras foram calculadas a partir das equações lineares obtidas a partir das curvas-padrão.

3.6 Análise de dados

Os dados foram resumidos e analisados utilizando o software Excel 2007 e Stata versão 13, respetivamente. O teste de Análise de Variância (ANOVA) de uma via foi realizado para comparar as diferenças médias dos níveis de oxitetraciclina e sulfametazina dentro e entre as quatro províncias. Para que a substância a analisar seja considerada encontrada, o seu pico tem de aparecer em ambos os comprimentos de onda UV (275 nm e 355 nm) e no comprimento de onda de fluorescência (520 nm para a oxitetraciclina e 420 nm para a sulfametazina, respetivamente). Os espectros de UV do pico devem assemelhar-se ao espetro de UV da substância a analisar. O fator de pureza deve exceder o limiar calculado. A quantificação foi efectuada utilizando o comprimento de onda de 275 nm. Se dois picos se fundirem, o pico da substância a analisar a 355 nm foi utilizado para definir o pico a 275 nm. O detetor de fluorescência só foi utilizado para a qualificação das substâncias a analisar.

CAPÍTULO 4: RESULTADOS

4.1 VALIDAÇÃO DO MÉTODO ANALÍTICO

4.1.1 Verdade

A exatidão do método foi testada através da adição de duas (2) réplicas da matriz em branco com 400 ng e 2500 ng de padrões de oxitetraciclina e sulfametazina, respetivamente, e analisadas durante três (3) dias consecutivos. Os resultados mostram a aberração dos valores medidos em relação ao valor real devido a um erro sistemático (quadro 4.1).

Quadro 4.1: Resultados da exatidão da amostra negativa impregnada com 400 e 2500 ng/g de padrões de oxitetraciclina e sulfametazina e analisada durante 3 dias consecutivos.

Amostra Número	Amostra impregnada com 400 ng/g de oxitetraciclina (ng/g)	Amostra enriquecida com 2500 ng/g de oxitetraciclina (ng/g)	Amostra impregnada com 400 ng/g de sulfametazina (ng/g)	Amostra impregnada com 2500 ng/g de sulfametazina (ng/g)
1.1	408	2284	**383**	2023
1.2	455	2449	384	2015
2.1	427	2443	360	1970
2.2	355	3331	315	2411
3.1	357	3539	**336**	2851
3.2	379	3661	**313**	2315
Média	397	2951	349	2264
Std. Desenvolvimento.	40	625	32	339
IC 95%	42	655	34	356
99% CI	66	1028	53	559
Sobreposição do Intervalo de Confiança (IC) da Média com a Concentração de Pico				
IC 95%	SIM	SIM	SIM	SIM
99% CI	SIM	SIM	SIM	SIM

4.1.2 Precisão, limites de deteção e quantificação

A dispersão dos valores medidos foi testada através da adição de 5 réplicas da matriz em branco com 400 ng de padrões de oxitetraciclina e sulfametazina (quadro 4.2). Os limites de deteção e quantificação foram medidos através da definição forçada dos picos de 5 réplicas da amostra de controlo negativo e calculados com base nas equações descritas no ponto 3.4.6 (quadro 4.2).

Quadro 4.2: Resultados dos limites de deteção e quantificação e da repetibilidade das amostras negativas impregnadas com 400 ng de padrões de oxitetraciclina e sulfametazina.

Número da amostra	Oxitetraciclina (ng/g)	Sulfametazina (ng/g)
1	263	328
2	418	279
3	266	265
4	432	274
5	383	323
Média	353	294
Desvio Std. Desvio	82	29
Limite de deteção	30	7
Limite de quantificação	89	20

4.1.3 Taxas de recuperação

As taxas de recuperação da oxitetraciclina e da sulfametazina foram determinadas através da adição de três (3) réplicas da matriz do branco de carne de bovino com 400 ng de padrões de oxitetraciclina e sulfametazina, um solvente com 400 ng de padrões de oxitetraciclina e sulfametazina e três réplicas da matriz do branco de carne de bovino sem adição de padrões. As taxas de recuperação resultantes são apresentadas no quadro 4.3.

Tabela 4.3: Taxas de recuperação da oxitetraciclina e da sulfametazina a partir de matrizes contaminadas e não contaminadas.

	Oxitetraciclina			Sulfametazina		
Número da amostra	**Matriz impregnada com 400 ng/g**	**Solvente com 400 ng/g**	**Matriz em branco não polvilhada**	**Matriz impregnada com 400 ng/g**	**Solvente com 400 ng/g**	**Matriz em branco não polvilhada**
1	144	204	70	266	366	0
2	354	246	0	335	326	0
3	411	355	0	320	326	0
Média ±SD	303±140	268±78	23±40	307±36	340±23	0±0
Recuperação Percentagem (%)		104			90	

4.1.5 Gráficos de linearidade e calibração

A calibração interna para a oxitetraciclina e a sulfametazina foi efectuada com 5 padrões contendo 1 g da amostra de controlo negativo impregnada com padrões de oxitetraciclina e sulfametazina com concentrações de 200 ng, 400 ng, 800 ng, 1200 ng e 2500 ng. Os coeficientes de correlação das curvas de regressão dos padrões de calibração foram $R^2 = 0,9971$ para a oxitetraciclina e $R^2 = 0,9951$ para a sulfametazina (figura 4.1). Em condições óptimas, deve visar-se um coeficiente de correlação de 0,9990 e nenhuma calibração satisfez este critério.

As áreas sob a curva foram calculadas com base nas equações geradas pelas curvas de calibração.

4.1.6 Cromatogramas representativos de amostras positivas e negativas de oxitetraciclina e sulfametazina

O cromatograma do resultado positivo (figura 4.2) mostra o padrão interno cafeína aos 7,304 minutos, a oxitetraciclina elui aos 7,644 minutos e a sulfametazina tem um tempo de retenção de 9,204 minutos.

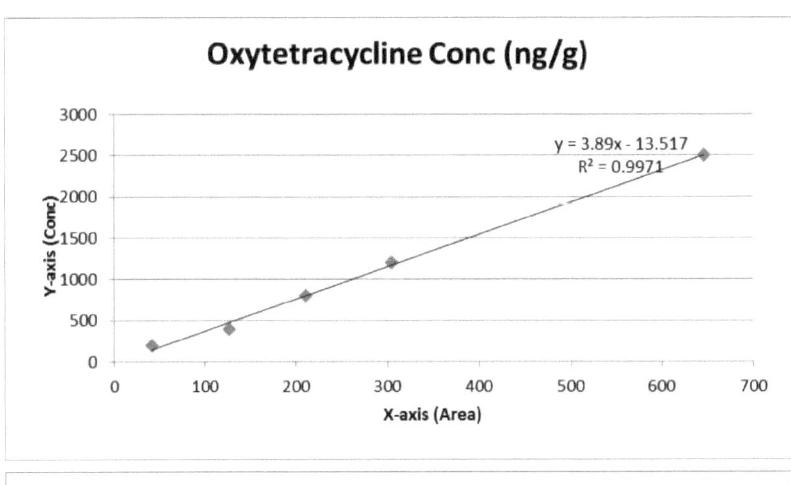

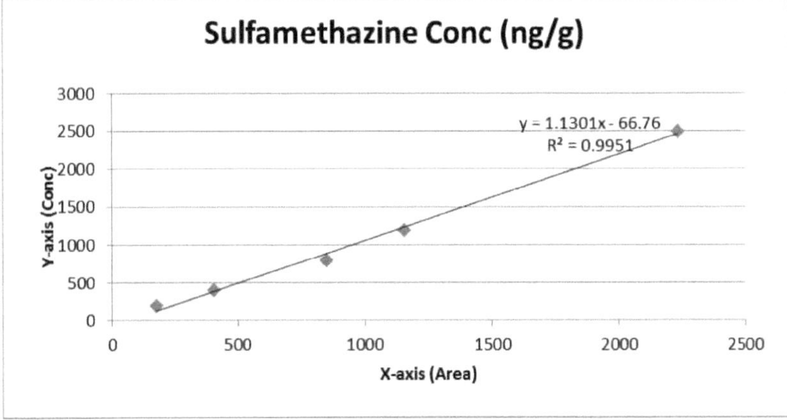

Figura 4.1: Curvas de calibração para (a) oxitetraciclina e (b) padrão de sulfametazina.

As amostras foram medidas em duas absorvâncias simultaneamente porque a oxitetraciclina foi detectada de forma óptima num comprimento de onda de 355 nm, enquanto a sulfametazina foi mais pronunciada num comprimento de onda de 275 nm (Figura 4.2).

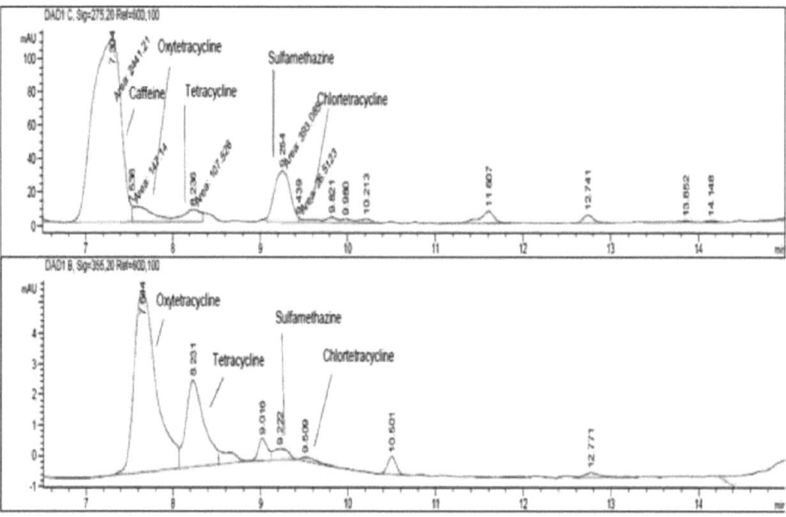

Figura 4.2: Cromatogramas da amostra positiva representativa. [Detetor de UV a 275 nm de comprimento de onda para a sulfametazina (em cima) e 355 nm de comprimento de onda para a oxitetraciclina (em baixo); Caudal: 0,5 mL/min; Coluna: Eclipse XDB C-18, 4,6 x 150 mm, 5 µm I.D, temperatura 25°C; Fase móvel: gradiente de água/acetonitrilo com 0,1% de ácido fórmico].

O cromatograma da amostra negativa não apresenta picos nos tempos de retenção esperados de 7,644 minutos e 9,254 minutos para a oxitetraciclina e a sulfametazina, respetivamente (figura 4.3).

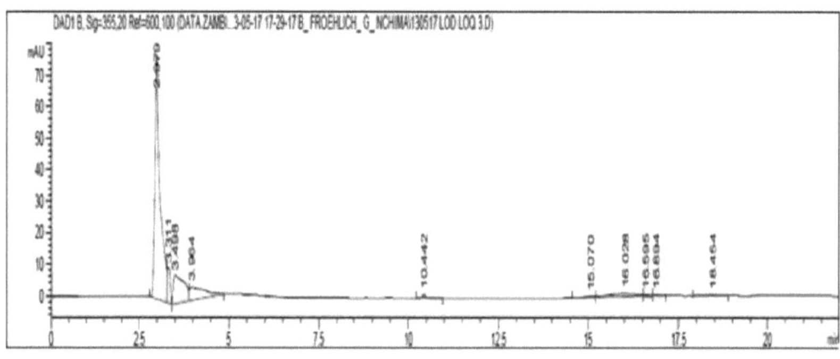

Figura 4.3: Cromatograma de uma amostra negativa representativa. [Detetor de UV no comprimento de onda de 355 nm para oxitetraciclina e sulfametazina; Caudal: 0,5 mL/min; Coluna: Eclipse XDB C-18, 4,6 x 150 mm, 5 µm I.D, temperatura 25°C; Fase móvel: gradiente de água/acetonitrilo contendo 0,1% de ácido fórmico].

4.2 Determinação da oxitetraciclina e da sulfametazina em amostras de carne de bovino comercializada. Foi analisado um número total de duzentas e vinte e quatro (224) amostras para deteção de resíduos antimicrobianos de oxitetraciclina e sulfametazina, das quais o maior número de amostras provinha da província de Lusaca (82), seguida da província de Copperbelt (64), enquanto o menor número de amostras provinha da província Central (48) e da província do Sul (30).

Das 224 amostras analisadas para a deteção de resíduos de oxitetraciclina e de sulfametazina, 77 (34,4%; IC 95%: 28,4 - 40,9%) apresentavam níveis detectáveis de resíduos de oxitetraciclina, enquanto 39 (17,4%; IC 95%: 12,9 - 22,9%) apresentavam níveis detectáveis de resíduos de sulfametazina. As concentrações médias de oxitetraciclina e sulfametazina com níveis detectáveis de resíduos foram 199,6 ± 122,6 ng/g (IC 95%: 171,8 - 227,5%) e 86,5 ± 75,9 ng/g (IC 95%: 61,9 - 111,1%), respetivamente. A gama de concentrações para os resíduos de oxitetraciclina foi de 27,26 a 481,61 ng/g e para os resíduos de sulfametazina foi de 11,92 a 259,98 ng/g-

Das 77 amostras com níveis detectáveis de resíduos de oxitetraciclina, 35 (45,45%; 95% CI: 34,5 - 56,9%) estavam acima do limite máximo de resíduos para a norma *da Comissão do Codex Alimentarius* de 200 ng/g, enquanto 59 (76,62%; 95% CI: 65,6 - 84,9%) estavam acima do limite máximo de resíduos para a norma da União Europeia de 100 ng/g.

Das 39 amostras positivas analisadas para resíduos de sulfametazina, 5 (12,82%; IC 95%: 5,2 - 28,2%) estavam acima do limite máximo de resíduos para a norma *da Comissão do Codex Alimentarius* de 200 ng/g, enquanto 13 (33,33%; IC 95%: 19,9 - 5,0%) estavam acima do limite máximo de resíduos para a norma da UE de 100 ng/g (quadro 4.4).

Quadro 4.4: Amostras de carne de bovino positivas para resíduos de oxitetraciclina e sulfametazina.

	Oxitetraciclina n = 224		**Sulfametazina n = 224**	
	Positivo	**Negativo**	**Positivo**	**Negativo**
Número de amostras	77	147	39	185
% de amostras	34.4	65.6	17.4	82.6
Cone, intervalo (ng/g)	27.26 -481.61		11.92 -259.98	
Cone médio, (ng/g) ± DP	199.6+ 122.6		86.5 + 75.9	
% do total de amostras acima LMR do Codex (200 ng/g)	15.6		2.2	
% do total de amostras acima LMR da UE (100 ng/g)	26.3		5.8	
% de amostras positivas acima LMR do Codex (200 ng/g)	45.5		12.8	
% de amostras positivas acima LMR da UE (100 ng/g)	76.6		33.3	

O quadro 4.5 abaixo mostra a proporção de amostras sem resíduos de oxitetraciclina, amostras com níveis detectáveis de resíduos de oxitetraciclina abaixo dos limites do Codex e da UE e amostras com resíduos acima dos limites do Codex e da UE por província. As províncias do Centro e do Sul registaram a prevalência mais elevada (16,7%) de amostras com níveis detectáveis de oxitetraciclina acima do limite do Codex de 200 ng/g, enquanto as províncias do Centro e de Lusaca registaram a prevalência mais elevada (29,17% e 29,27%), respetivamente, de amostras com níveis detectáveis de resíduos de oxitetraciclina acima da norma da UE de 100 ng/g.

Quadro 4.5: Distribuição dos resíduos de oxitetraciclina por província, de acordo com as normas da *Comissão do Codex Alimentarius* e da UE.

	Amostras de oxitetraciclina (%) de acordo com o Codex Std				Amostras de oxitetraciclina (%) de acordo com a norma da UE			
Província	**Com resíduos inferiores ao Codex Std**	**Com resíduos acima da norma do Codex**	**Sem resíduos**	**Total**	**Com resíduos inferiores às normas da UE**	**Com resíduos acima da norma UE**	**Sem resíduos**	**Total**
Cintura de cobre	14 (21.9)	9 (14.1)	41 (64.1)	64 (100.0)	10 (15.6)	13 (20.3)	41 (64.1)	64 (100.0)
Central	9 (18.8)	8 (16.7)	31 (64.6)	48 (100.0)	3 (6.3)	14 (29.2)	31 (64.6)	48 (100.0)
Lusaca	13 (15.9)	13 (15.9)	56 (68.3)	82 (100.0)	2 (2.4)	24 (29.3)	56 (68.3)	82 (100.0)
Sul	6 (20.0)	5 (16.7)	19 (63.3)	30 (100.0)	3 (10.0)	8 (26.7)	19 (63.3)	30 (100.0)
Total	42 (18.8)	35 (15.6)	147 (65.6)	224 (100.0)	18 (8.0)	59 (26.3)	147 (65.6)	224 (100.0)

As províncias de Copperbelt e do Sul apresentaram a maior prevalência (3,13% e 3,33%), respetivamente, de amostras com níveis detectáveis de resíduos de sulfametazina acima do limite do Codex de 200 ng/g. As províncias do Sul, Central e Copperbelt apresentaram a maior prevalência (10,0% e 6,3%), respetivamente, de amostras com níveis detectáveis de resíduos de sulfametazina acima do limite da UE de 100 ng/g (Quadro 4.6).

Tabela 4.6: Distribuição dos resíduos de sulfametazina por província, de acordo com as normas da *Comissão do Codex Alimentarius* e da UE.

	Amostras de sulfametazina (%) de acordo com o Codex Std				Amostras de sulfametazina (%) de acordo com a norma da UE			
Província	**Com resíduos inferiores ao Codex Std**	**Com resíduos acima da norma do Codex**	**Sem resíduos**	**Total**	**Com resíduos inferiores às normas da UE**	**Com resíduos acima da norma UE**	**Sem resíduos**	**Total**
Copperbelt	10 (15.6)	2 (3.1)	52 (81.3)	64 (100.0)	8 (12.5)	4 (6.3)	52 (81.3)	64 (100.0)

Central	9	1	38	48	7	3	38	48
	(18.6)	(2.1)	(79.2)	(100.0)	(14.6)	(6.3)	(79.2)	(100.0)
Lusaca	8	1	73	82	6	3	73	82
	(9.7)	(1.2)	(89.0)	(100.0)	(7.3)	(3.7)	(89.0)	(100.0)
Sul	7	1	22	30	5	3	22	30
	(23.3)	(3.3)	(73.3)	(100.0)	(16.7)	(10.0)	(73.3)	(100.0)
Total	34	5	185	224	26	13	185	224
	(15.2)	(2.2)	(82.6)	(100.0)	(H.6)	(5.8)	(82.6)	(100.0)

A concentração média ± DP de resíduos de oxitetraciclina por província foi a seguinte: Copperbelt: 166,5 ± 134,5; Central: 207,2 ± 114,9; Lusaca: 219,9 ±113,2 e Sul: 209,4 ±131,9, enquanto a concentração de resíduos de sulfametazina foi a seguinte: Copperbelt: 92,01 ± 82,29; Central: 80,06 ± 74,87; Lusaca: 80,75 ± 78,05 e Sul: 92,68 ± 79,27. A província de Lusaca registou a concentração média mais elevada de 219,9 ± 113,2 ng/g de resíduos de oxitetraciclina detectáveis. Por outro lado, a província do Sul registou a concentração média mais elevada de 92,68 ± 79,27 ng/g de resíduos detectáveis de sulfametazina (figura 4.4). No entanto, a análise de variância indica que a diferença nos níveis de concentração de oxitetraciclina (p = 0,4787) e sulfametazina (p = 0,9735) não foi estatisticamente significativa entre ou dentro das províncias (quadros 4.7 e 4.8).

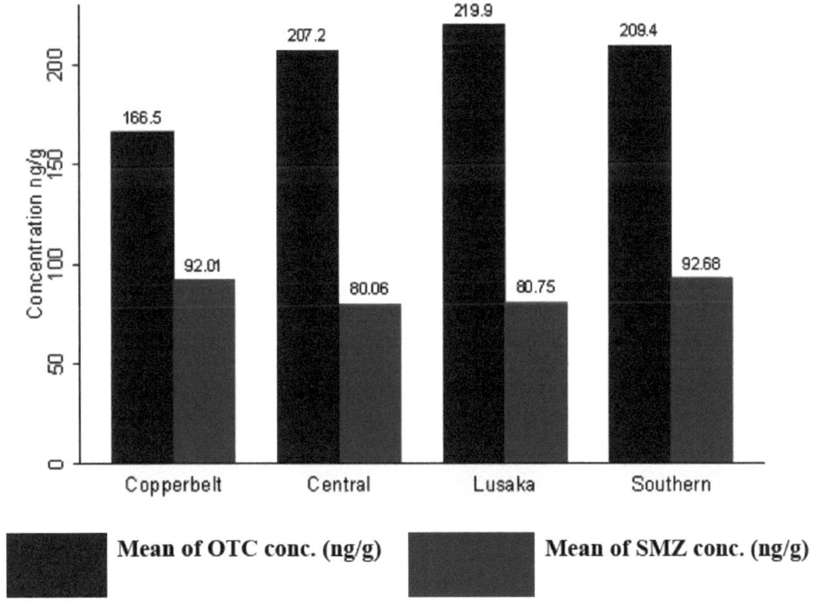

Figura 4.4: Concentração média de resíduos de oxitetraciclina e sulfametazina por província.

Quadro 4.7: Análise de variância unidirecional para a concentração de oxitetraciclina (ng/g).

Fonte	SS	df	EM	F	Prob> F
Entre Províncias	37914.1	3	12638.0	0.84	0.4787
Nas províncias	1104124.8	73	15124.9		
Total	1142038.9	76	15026.8		

Número de observações = 77

R-quadrado = 0,0332

Quadro 4.8: Análise de variância unidirecional para a concentração de sulfametazina (ng/g).

Fonte	SS	df	EM	F	Prob> F
Entre Províncias	1382.9	3	460.9	0.07	0.9735
Nas províncias	217666.9	35	6219.1		
Total	219049.9	38	5764.5		

Número de observações = 39

R-quadrado = 0,0063

Os resultados holísticos mostram que os níveis de resíduos de oxitetraciclina foram mais elevados na província de Lusaca, seguida da província do Sul e os mais baixos nas províncias Central e Copperbelt, respetivamente. Relativamente aos resíduos de sulfametazina, os mais elevados foram registados na província do Sul, seguida da província de Copperbelt e os mais baixos nas províncias de Lusaca e Central, respetivamente.

CAPÍTULO 5: DEBATE

De um total de 224 amostras de carne de bovino analisadas durante este estudo, 77 (34,4%) tinham níveis detectáveis de resíduos de oxitetraciclina, enquanto 39 (17,4%) tinham níveis detectáveis de resíduos de sulfametazina, com concentrações médias de 199,6Ü22,6 ng/g e 86,5±75,9 ng/g, respetivamente.

As províncias do Centro e do Sul registaram a maior prevalência (16,7%) de amostras com níveis detectáveis de oxitetraciclina acima do limite estabelecido pelo Codex de 200ng/g, enquanto as províncias do Centro e de Lusaca registaram a maior prevalência (29,2% e 29,3%), respetivamente, de amostras com níveis detectáveis de resíduos de oxitetraciclina acima da norma da UE de 100ng/g.

As províncias de Copperbelt e do Sul apresentaram a maior prevalência (3,1% e 3,3%), respetivamente, de amostras com níveis detectáveis de resíduos de sulfametazina acima do limite do Codex de 200ng/g. Enquanto as províncias do Sul, Central e Copperbelt apresentaram a maior prevalência (10,0% e 6,3%), respetivamente, de amostras com níveis detectáveis de resíduos de sulfametazina acima do limite da UE de 100ng/g.

Holisticamente, observou-se que quantidades apreciáveis de carne de bovino vendida nas quatro províncias objeto do estudo apresentavam resíduos antimicrobianos de oxitetraciclina e sulfametazina. A proporção de amostras positivas para oxitetraciclina foi consistente com o que foi relatado noutros locais. Estudos semelhantes realizados por Abasi *et al* (2009) em Tabriz, no Irão, Muriuki *et al* (2001) em Nairobi, no Quénia, e Abavelim *et al* (2014) em Kumasi, no Gana, registaram 43 %, 44 % e 50 % de oxitetraciclina detetável na carne de bovino, respetivamente, enquanto Mor *et al* (2012), na Turquia, registaram 5,73 % de sulfametazina detetável na carne de bovino. Isto indica que o cumprimento dos intervalos de segurança dos medicamentos é um problema em muitos países, sublinhando a necessidade de uma maior aplicação dos regulamentos.

Em contraste, um estudo realizado por Emiri *et al* 2014 na Albânia apresentou apenas 11% de resíduos de oxitetraciclina detetáveis, todos eles abaixo da norma do Codex Alimentarius de 200 ng/g e das normas da Comissão Europeia de 100 ng/g. Este estudo indicou níveis muito mais baixos de resíduos de oxitetraciclina do que os resultados do presente estudo. Tal pode dever-se a uma boa observação dos períodos de retirada dos medicamentos, à utilização não prolongada de antimicrobianos, à existência de legislação restritiva ou à aplicação adequada de planos de monitorização da segurança dos alimentos, a bons registos de tratamento, à capacidade de identificar os animais tratados e a uma boa sensibilização dos consumidores para a magnitude e os riscos para a saúde humana associados aos resíduos de antimicrobianos nos alimentos de origem animal.

Noutro estudo realizado na Etiópia Central, Bedada *et al* (2012) revelaram que a proporção de amostras com resíduos detectáveis de oxitetraciclina era de 71,3%. Esta proporção de amostras positivas para oxitetraciclina foi muito mais elevada quando comparada com o nosso estudo. Esta situação pode ser atribuída a muitos factores, incluindo a utilização não autorizada destes agentes antimicrobianos, o não cumprimento das instruções do rótulo ou períodos de retirada inadequados antes do abate dos animais, a não consulta de um veterinário antes de utilizar os agentes antimicrobianos e a falta de formação prévia em matéria de criação de animais.

Os níveis de resíduos de oxitetraciclina detetados neste estudo estavam na gama de 27,26 a 481,61 ng/g e a sulfametazina na gama de 11,92 a 259,98 ng/g. Esta observação foi consistente com o que foi observado em estudos semelhantes realizados na Etiópia (Bedada *et al* 2012), onde o intervalo relatado foi de 11,5 a 429,3 ng/g de resíduos detectáveis de oxitetraciclina.

Este estudo revelou que 15,6% (IC 95%: 11,4 - 21,0) das amostras analisadas para resíduos de oxitetraciclina estavam acima do Limite Máximo de Resíduos (LMR) para a norma *da Comissão do Codex Alimentarius* de 200 ng/g, enquanto 26,3% (IC 95%: 20,9 - 32,5) estavam acima do Limite Máximo de Resíduos (LMR) para a norma da União Europeia de 100 ng/g. Além disso, 2,2% (IC 95%: 0,9 - 5,3) das amostras analisadas para resíduos de sulfametazina estavam acima do limite máximo de resíduos (LMR) para a norma *da Comissão do Codex Alimentarius*, enquanto 5,8% (IC 95%: 3,4 - 9,8) estavam acima do limite máximo de resíduos (LMR) para a norma da Comissão Europeia.

Entre as amostras positivas para resíduos de oxitetraciclina, 45,5% (IC 95%: 34,5 - 56,9) estavam acima do Limite Máximo de Resíduos para a norma *da Comissão do Codex Alimentarius* de 200 ng/g e 76,6% (IC 95%: 65,6 - 84,9) estavam acima do Limite Máximo de Resíduos para a norma da Comissão Europeia de 100 ng/g. Enquanto 12,8% (95% CI: 5,2 - 28,2) das amostras positivas para resíduos de sulfametazina estavam acima do limite máximo de resíduos para a norma *da Comissão do Codex Alimentarius* e 33,3% (95% CI: 19,9 -5,0) estavam acima do limite máximo de resíduos para a norma da União Europeia.

A partir dos resultados acima, é evidente que a população humana nas quatro províncias onde as amostras foram recolhidas, está em risco de exposição a resíduos de oxitetraciclina e sulfametazina que poderiam levar ao desenvolvimento de efeitos adversos, considerando o facto de que o músculo da carne de bovino é o tecido mais consumido do gado abatido (Aamer *et al* 2000). Estudos anteriores realizados em Madrid, Espanha, demonstraram que a ingestão elevada de carne de bovino contaminada por antimicrobianos, mesmo a um nível relativamente baixo, aumenta o risco de seleção de bactérias resistentes (Baquero *et al* 2010). A situação é mais crítica se considerarmos que a carne é um dos géneros alimentícios mais preferidos devido ao seu elevado valor proteico. A questão dos resíduos antimicrobianos nos alimentos de origem animal raramente tem sido uma preocupação séria nos países em desenvolvimento. Isto deve-se ao facto de o principal curso dos resíduos antimicrobianos na carne de bovino nos países desenvolvidos ser a sua utilização como promotores de crescimento que, no entanto, são utilizados a um nível baixo nos países em desenvolvimento. A elevada prevalência de doenças transmitidas por carraças, como a teileriose, a anaplasmose e a cardiomiopatia, na África Subsariana, incluindo a Zâmbia, fez com que a utilização terapêutica de antimicrobianos, em especial a oxitetraciclina, constituísse uma das principais preocupações em relação aos resíduos antimicrobianos na carne de bovino. Os resíduos antimicrobianos nos alimentos de origem animal podem, em geral, causar alergias, cancro, alteração da flora intestinal, resistência bacteriana e inibição da fermentação na indústria leiteira (Mensah *et al* 2014). Para além dos riscos para a saúde da população local, a presença de resíduos pode comprometer o comércio internacional na sequência do acordo da Organização Mundial do Comércio (OMC) sobre a aplicação de medidas sanitárias e fitossanitárias (Acordo SPS). Por outro lado, os resíduos de sulfametazina contidos na carne conservada com nitrato de sódio podem desenvolver um complexo de triazina com um potencial cancerígeno considerável para o homem (Aamer *et al.,* 2000).

A concentração média geométrica das amostras com resíduos detetáveis de oxitetraciclina e sulfametazina foi de 199,6 e 86,5 ng/g, respetivamente. Estes resultados são semelhantes às conclusões de Bedada *et al* (2012) na Etiópia, que comunicaram uma concentração média de 109,4 ng/g para a oxitetraciclina detetável.

A análise de variância unidirecional indica que as concentrações médias de resíduos de oxitetraciclina e sulfametazina não foram significativamente diferentes entre ou dentro das quatro províncias em estudo ($p > 0,05$), como se pode ver nos quadros 4.7 e 4.8. Isto pode ser atribuído ao facto de o padrão de utilização de antimicrobianos no tratamento das muitas doenças infecciosas dos bovinos na Zâmbia ser o mesmo em todo o país. No entanto, o facto de, em geral, os resíduos de oxitetraciclina apresentarem a proporção mais elevada do que os de sulfametazina mostra que a oxitetraciclina é mais amplamente utilizada do que a sulfametazina. O uso generalizado de oxitetraciclina é consistente com as observações relatadas por Mainda *et al* (2014) de que no sector tradicional, a doença mais comum entre as explorações era a teileriose, que os agricultores acreditavam poder ser tratada com oxitetraciclina intramuscular (Mainda *et al* 2014). A diarreia era a segunda doença mais comum nas explorações e era frequentemente tratada com antibióticos injectáveis à base de sulfa, tais como sulfametazina, sulfazina e sulfato de trimetoprim (Mainda *et al* 2014).

A oxitetraciclina é indicada no ser humano para infecções causadas por bactérias gram-positivas e gram-negativas, incluindo outros géneros *(http://www.rxtist.com/terramycm- drug/indications-dosage.htm, acesso em 29.05.17}*. Uma vez que muitas estirpes de bactérias demonstraram resistência às tetraciclinas, recomenda-se a realização de culturas e testes de suscetibilidade antes da administração dos antimicrobianos. Até 44% das estirpes de *Streptococcus pyrogenes* e 74% de *Streptococcus faecalis* demonstraram resistência aos fármacos tetraciclina nos seres humanos. A oxitetraciclina tem sido utilizada como uma importante classe de antimicrobianos na alimentação animal. Como tal, têm sido também uma fonte de preocupação para as autoridades de controlo de resíduos em todo o mundo. Em resposta a esta preocupação, o comité conjunto da Organização Mundial de Saúde e da Organização das Nações Unidas para a Alimentação e a Agricultura (FAO, 1999) sobre resíduos de alguns medicamentos veterinários em animais e alimentos recomenda limites máximos de resíduos para vários medicamentos em tecidos comestíveis de animais destinados à alimentação humana.

Embora a utilização de sulfonamidas tenha diminuído devido ao aumento da resistência aos medicamentos. As sulfonamidas continuam a ser utilizadas no tratamento de infecções do trato urinário e na prevenção de infecções de queimaduras *(http://www.rxtist.com/terramycm-drug/mdications- dosage.htm. Acedido em*

29.05.17}. As sulfonamidas são também utilizadas no tratamento de algumas formas de malária.

Os antibióticos podem favorecer a propagação da resistência aos antibióticos nas bactérias, tornando mais difícil o tratamento das infecções humanas. Por este motivo, foi recomendado que os antibióticos utilizados na medicina humana não sejam utilizados em animais. A utilização generalizada de antimicrobianos para o controlo de doenças e a manutenção da saúde dos animais tem sido acompanhada por um aumento da resistência bacteriana nesses animais. As bactérias resistentes propagam-se então entre grupos de animais, incluindo peixes e o ambiente local (ou seja, solo, ar e água) através da disseminação de estrume ou de alimentos contaminados para os seres humanos. Embora um processo de cozedura correto mate as bactérias, a contaminação pode ocorrer através de um manuseamento inadequado antes da cozedura. Muitas das estirpes *de Escherichia coli (E.coli)* resistentes aos antimicrobianos que causam infecções do trato urinário e da corrente sanguínea nos seres humanos parecem ter origem em carne contaminada de venda a retalho (Carlet *et al* 2012).

Embora a diferença na média de resíduos de oxitetraciclina e sulfametazina em amostras de carne de bovino entre as quatro províncias não tenha sido estatisticamente significativa no nosso estudo, o nível mais elevado de resíduos de oxitetraciclina e sulfametazina foi detectado em amostras da província de Copperbelt (481,61 ng/g para a oxitetraciclina e 259,98 ng/g para a sulfametazina, com medianas de 160,7 e 47,8 ng/g, respetivamente). Trata-se, muito provavelmente, de uma mera coincidência, uma vez que, ao abrigo da legislação atual, a utilização de antimicrobianos pelos agricultores é a mesma em todo o país.

Estudos efectuados no Estado do Kuwait indicaram que o cumprimento dos intervalos de segurança e a aplicação de legislação restritiva reduzem significativamente os níveis de antimicrobianos na carne de bovino (Muhammad *et al.,* 1997). Em contrapartida, o incumprimento do período de espera antes do abate dos bovinos conduz a um risco elevado de exposição a resíduos antimicrobianos. A promulgação de regulamentos favoráveis aos agricultores na Zâmbia poderia reduzir a utilização indiscriminada de antimicrobianos e levar à implementação de um plano para o controlo e vigilância de resíduos de medicamentos veterinários em alimentos de origem animal.

Para poderem penetrar no mercado internacional globalizado, os agricultores da Zâmbia e de outros países em vias de desenvolvimento devem oferecer produtos competitivos em termos de qualidade e quantidade. O problema é que, na maioria dos países africanos, não existe um controlo adequado da distribuição de produtos farmacêuticos veterinários e fitossanitários. Pior ainda, ainda não existe legislação adequada para garantir a qualidade de vários produtos lançados no mercado africano (Messomo, 2006).

A estratégia de controlo dos resíduos baseia-se numa abordagem em duas fases. A primeira etapa consiste na deteção de resíduos utilizando testes sensíveis com baixas taxas de falsos negativos, enquanto a segunda etapa consiste na confirmação, que exige a quantificação em relação ao LMR e a identificação com uma baixa taxa de falsos positivos.

O intervalo de segurança é o período após a administração de um tratamento a um animal durante o qual qualquer alimento produzido pelo animal tratado não deve ser disponibilizado para consumo humano. É determinado com base em estudos experimentais efectuados em animais-alvo representativos das condições de utilização, mas em bom estado de saúde. O intervalo de segurança definido tem em conta a variabilidade farmacocinética entre animais individuais no processo de absorção, distribuição, metabolismo e excreção dos resíduos (tanto dos ingredientes activos como dos seus metabolitos). Estes processos dependem da condição física do animal e das caraterísticas genéticas que influenciam o metabolismo ou a excreção. A maioria destes estudos é realizada com raças representativas da produção em grande escala nos países desenvolvidos e não tem em consideração as caraterísticas distintivas das raças animais africanas, que podem não só diferir em termos de património genético, mas cuja fisiologia pode estar mais adaptada às condições climáticas locais. Além disso, os efeitos de várias doenças infecciosas locais que interagem com as condições climáticas locais são igualmente desconhecidos. Uma vez que estes factores influenciam a cinética dos resíduos de medicamentos, pode ser necessário um ajustamento do período de espera quando os medicamentos são administrados a raças locais. Infelizmente, no âmbito dos actuais procedimentos de desenvolvimento de medicamentos veterinários, essas variações não são tidas em conta e requerem mais investigações.

CAPÍTULO 6: CONCLUSÃO E RECOMENDAÇÕES

Este estudo demonstrou que os resíduos de oxitetraciclina e sulfametazina, com uma prevalência de 34,4% e 17,4%, respetivamente, estão presentes em porções de carne de bovino destinada ao consumo humano nas quatro províncias do Centro, Copperbelt, Lusaca e Sul. Quantidades apreciáveis de amostras analisadas continham resíduos de antimicrobianos acima da norma recomendada pelos LMR. Os níveis médios de resíduos de oxitetraciclina na carne de bovino foram de 166,5 ng/g, 207,2 ng/g, 209,4 ng/g, 219,9 ng/g para as províncias de Copperbelt, Central, Sul e Lusaka, respetivamente. Os níveis médios de resíduos de sulfametazina na carne de bovino foram de 80,06 ng/g, 80,75 ng/g, 92,01 ng/g, 92,68 ng/g para as províncias Central, Lusaca, Copperbelt e Sul, respetivamente.

As quantidades médias, especialmente de resíduos de oxitetraciclina, podem provocar resistência aos medicamentos nos consumidores e, em alguns casos, podem ter efeitos digestivos e alérgicos. Podem também alterar as especificações organolépticas da carne de bovino. Por conseguinte, os tecidos comestíveis dos bovinos nas quatro províncias em estudo não apresentam as condições desejadas devido à presença de antimicrobianos de oxitetraciclina e sulfametazina acima dos LMR. Os antimicrobianos oxitetraciclina e sulfametazina são rotineiramente utilizados de forma incorrecta no gado zambiano e depositam-se nos seus tecidos em níveis significativos, tornando parte da carne de bovino insegura e insalubre para consumo humano. Por conseguinte, recomenda-se que:-

1. É necessário realizar um inquérito sobre Conhecimentos, Atitudes e Práticas (CAP) a diferentes agricultores em diferentes províncias, a fim de compreender como estes antimicrobianos são administrados. Isto porque as concentrações médias de ambos os antimicrobianos estudados não foram significativamente diferentes entre as províncias, o que mostra que o problema dos resíduos de antimicrobianos pode ser o mesmo em todo o país.

2. Os produtores pecuários do país devem receber formação sobre boas práticas agrícolas e utilização responsável de antimicrobianos em animais destinados à alimentação humana, incluindo o diagnóstico correto das doenças, a dosagem adequada e a observância dos períodos de retirada dos antimicrobianos utilizados no tratamento de animais destinados à alimentação humana.

3. A sensibilização do público para os resíduos de agentes antimicrobianos nos produtos animais deve ser mantida para promover a saúde pública.

4. O governo deve aplicar regulamentos rigorosos sobre a utilização de medicamentos veterinários na produção animal, educar os criadores de gado, criar planos de controlo e monitorização de resíduos e formar mais pessoal na análise de resíduos antimicrobianos e outros contaminantes químicos nos alimentos.

5. Devem ser efectuados mais estudos sobre a farmacocinética dos antimicrobianos em animais infectados com várias doenças infecciosas na Zâmbia, a fim de verificar se o intervalo de segurança recomendado pelos fabricantes de medicamentos não é influenciado por nenhuma das condições locais.

6. A investigação futura deve centrar-se na procura de melhores substitutos para os agentes antimicrobianos na carne de bovino para efeitos de promoção do crescimento. Devem também ser avaliados os efeitos da refrigeração e da cozedura nos resíduos antimicrobianos.

REFERÊNCIAS

1. Aamer M., Javaid A., Athar A., Muhammad A., (2000). Revista Internacional de Agricultura e Biologia. Departamentos de Tecnologia Alimentar e de Medicina Clínica e Cirurgia Veterinária, *Universidade de Agricultura, Faisalabad--38040, Paquistão.*

2. Abavelim A. D., (2014). Determinação de resíduos de antibióticos em carne de vaca e carneiro de alguns mercados selecionados em Kumasi, Gana. *Universidade de Ciência e Tecnologia Kwame Nkrumah.*

3. Abasi M. M., Rashidi M. R., Javadi A., Amirkhiz B. M., Mirmahdavi, S., Zabihi M., (2009). Níveis de resíduos de tetraciclina na carne, fígado e rim de bovinos de um matadouro em Tabriz, Irão. *Turkey Journal of Veterinary Animal Science 2009; 33(4):345-346*

4. Andersen W., Roybal J., Gonzales S., (2005). Determinação de resíduos de tetraciclina em camarão e leite gordo por cromatografia líquida com deteção de ultravioleta e confirmação de resíduos por espetrometria de massa. *Analytica Chemica Ata 529(1-2): 145150.*

5. Anderson AD, McClellan J, Rossiter S, e Angulo FJ. (2003). Public health consequences of use in antimicrobial agents in agriculture (Consequências para a saúde pública da utilização de agentes antimicrobianos na agricultura). The National Academies Press, pp. 231-43). (http://fermat.nap.edu/openbook/0309088542/html/231.html). Acedido em 25.05.17

6. Baquero F., Garau J., (2010). Uso prudente de agentes antimicrobianos: revistando conceitos e estimando perspectivas num mundo global. *Enferm. Infecc.Microbiol.Clin., 28,487488.*

7. Barcelo D., Diaz-Cruz S. M., (2007). Avanços recentes na análise de resíduos LC-MS de medicamentos veterinários no ambiente terrestre. *Tendências em Química Analítica, 26 (6).*

8. Bedada H. A., Zewde M. B., (2012). Níveis de resíduos de tetraciclina em gado bovino abatido de três matadouros na Etiópia Central. *Global Veterinaria 2012; 8(6) 546-554*

9. Biswas A. K., Rao G. S., Kondaiah N., Anjaneyulu A. S. R., Malik J. K., (2007). Método simples multi-resíduos para a monitorização de resíduos de trimetoprim e sulfonamida em carne de búfalo por cromatografia líquida de alta eficiência. *Journal of Agricultural and Food Chemistry, 55(22):8845--8850.*

10. Blackwood R. K., (1985). Determinação da estrutura e síntese total das tetraciclinas. *Handbook of experimental pharmacology, 78:59-136, 1985.*

11. Blasco C., Di Corcia A., Pico Y., (2009). Determinação de tetraciclinas em tecidos animais de várias espécies por espetrometria de massa em tandem de extração líquida pressurizada. *Food Chemistry 116 (4): 1005-1012*

12. Breeding Impuls Zambia, (2014). http://www.breedingimpulszambia.com/cattle- breeds/ *Acedido em*

29.05.17

13.Cammann K., (2010). Instrumentelle Analytische Chemie. *Spektrum, edição de 1. auflage.*

14.Carlet J., Jarlier V., Harbarth S., Voss A., Goossens, H. e Didier P. D., (2012). Preparados para um mundo sem antibióticos? O Apelo à Ação sobre a Resistência aos Antibióticos dos Pensieres. *Antimicrob. Resist. Infect. Control,* 1:11.

15.Instituto Central de Estatística (2009). Inquérito pós-colheita para pequenas e médias explorações agrícolas.

16.Centro de Controlo e Prevenção de Doenças, (2012). Sistemas nacionais de controlo da resistência antimicrobiana (NARMS). FAQ: Antibiotic Resistance and Foodbome Illness (Resistência aos antibióticos e doenças alimentares), *(www.cdc.gov/narms/faq.htm).*

17.Chromatography Online, Esquema de um detetor fluorescente. *http://www.chromatography-online.org/HPLC/Fluorescence/rs32.html, note=Acessado em 11.02.14.*

18.Comissão do Codex Alimentarius, (2014). Limites máximos de resíduos de medicamentos veterinários em alimentos actualizados na 37ª sessão da Comissão do Codex Alimentarius, *http://www.fsis.usda.gov/wps/portal/fsis/topics/international- affairs/us-codex-alimentarius/recent-delegation-reports/delegate-report-37th- session-cac. Acedido em 06.09.14.*

19.Comissão das Comunidades Europeias. Regulamento UE 508/1999. *http://eur-lex.europa.eu/LexUriServ/LexUriServ.do?uri=0J:L:1999:060:0016:0052:EN:PDF. Acedido em 06.02.14.*

20.Base de dados do Compêndio de Produtos Veterinários, 30th março, 2007.

21.Connie L. S., Powell R. K., (2000). Revisão das sulfonamidas e trimetoprim. *Paediatric in Review, 2(11):368-371*

22.Cronly M., Behan P., Foley B., Malone E., Earley S., Gallagher M., ShearanP., Regan L., (2010). Desenvolvimento e validação de um método rápido multi-classe para a confirmação de catorze aditivos medicinais proibidos em alimentos compostos para suínos e aves de capoeira por cromatografia líquida com espetrometria de massa em tandem. *Journal of Pharmaceutical and Biomedical Analysis, 53(4):929 - 938.*

23.David N., Heller, Cristina B., Nochetto, Nathan G., Rummel, e Michael H. T., (2006) Desenvolvimento de métodos multiclasse para resíduos de medicamentos em ovos: Limpeza por extração em fase sólida hidrofílica e análise por cromatografia líquida/espetrometria de massa em tandem de resíduos de tetraciclina, fluoroquinolona, sulfonamida e betalactama. *Journal of Agricultural and Food Chemistry, 54(15):5267-5278.*

24.Emiri A., Myftari E., Cocoli, S., & Traska, E., (2014). Determinação de oxitetraciclina, tetraciclina e clortetraciclina em carne bovina pelo detetor HPLC-DAD na Albânia. *Albania Journal of Agriculture Science.*

25.Centro Europeu de Prevenção e Controlo das Doenças, (2017). Propostas de orientações da UE sobre a utilização prudente de agentes antimicrobianos em seres humanos.

26.Comissão Europeia, (2005). Entra em vigor a proibição dos antibióticos como factores de crescimento nos alimentos para animais. *Comunicado de imprensa de referência: IP/05/1687. Data do evento: 22.12.05.*

27.Organização das Nações Unidas para a Alimentação e a Agricultura. Faostat agriculture. *http://faostat.fao.org/site/569/default.aspx#ancor. Acedido em 06.01.14.*

28.Organização para a Alimentação e Agricultura, (1999). Residues of some veterinary drugs in animals and foods I. *Food and nutrition paper* 41(3): 97-119.

29.Organização das Nações Unidas para a Alimentação e a Agricultura (FAO)/Organização Mundial de Saúde (OMS) (1995)

30.Foster P., Esquema de um detetor de díodos. *http://www.p-forster.com/I-Tools/pictures/Spectroscopy/Spectrometers/Bad%20DiodeArrays2.gif note=Accessed 11.01.14*

31.Froehlich B., (2013). Desenvolvimento de um método LC-UV/Vis-FLD para a quantificação de Sulfametazina, Tetraciclina, Oxitetraciclina e Clortetraciclina em carne de aves.

32.Fuoco D., (2012) Classification Framework and Chemical Biology ofTetracycline- Structure-Based Drugs. Antibióticos 1: 1-13.

33.GTFCh, (2009). Diretrizes da Sociedade Alemã de Toxicologia e Química Forense, *http://gtfch.org*

34.Hughes P., Heritage J., (2004). Antibiotic growth-promoters in food animals. *http://www. ffao.org/docrep/ARTICLE/AGRIPPA/555_EN.HTM. Acedido em 20.01.14.*

35.*http://www.rxlist.com/terramycin-drug/indications-dosage.htm*

36.Ibid, (1966). The Tetracyclines, *Associação Médica Veterinária do Estado de Illunois, Medicina Veterinária.*

37.Ikerd J., (1999). The Real Economics of Factory Livestock, Universidade de Missouri

38.Ivona K., Mate D., (2002). Avaliação da sensibilidade de organismos de teste individuais a concentrações residuais de tipos selecionados de drogas. *Slov. Vet. Res.,* 9: 78-82.

39.Kabir J., Umoh V. J., Audu-Okoh E., Umoh J. U. e Kwaga J. K. P., (2004). Utilização de medicamentos veterinários em explorações avícolas e determinação de resíduos de medicamentos antimicrobianos em ovos comerciais e frangos abatidos no Estado de Kaduna, Níger. *Food Control,* 15: 99-105.

40.Krejcie V. R., Morgan D. W., (1970). Determinação da dimensão da amostra para actividades de investigação. *Educational and psychological measurements 1970:30, 607-610*

41.Laboratoryinfo.Com, (2015). Cromatografia Líquida de Alta Eficiência (HPLC): Princípio, Tipos,

Instrumentação e Aplicações.

42.Lubungu M., Mukuka R., (2012) A situação do sector da pequena pecuária na Zâmbia. Relatório final.

43.Mainda G., Bessell P. R., Muma J. B., McAteer S. P., (2014). Prevalência e padrões de resistência antimicrobiana entre *Escherichia Coli* isolada de gado leiteiro da Zâmbia em diferentes sistemas de produção. *Scientific Reports 5, Artigo número 12439. www.nature.com*

44.Marilyn R., Chopra I., (2001) Tetracycline antibiotics: Modo de ação, aplicações, biologia molecular e epidemiologia da resistência bacteriana. *Microbiology and Molecular Biology Reviews,* 65(2):232-260.

45.Mark G. P., Jim E. R., (2009). Veterinary Pharmacology and Therapeutics. *Wiley Blackwell, 9ª edição.*

46.McCormick J. R. D., Sidney M., Fox, Leland L., Smith, Barbara A., Bitler, Reichenthal J., Victor E., Origoni, Walter H., Muller, Winterbottom R., Albert P.D., (1957). Estudos da epimerização reversível que ocorre na família das tetraciclinas, preparação, propriedades e prova da estrutura de algumas 4-epi-tetraciclinas. *Journal of the American Chemical Society, 79(11):2849--2858.*

47.Mensah S. E. P., Koudande D. O., Sanders P., Laurentie M., Mensah A. G., Abiola, A. F., (2014). Resíduos antimicrobianos em alimentos de origem animal em África: Riscos para a saúde pública. *Edição 33-3 da Revista Científica e Técnica.*

48.Messomo N. F., (2006) Estudo da distribuição e da qualidade dos medicamentos veterinários nos Camarões. Tese de doutoramento apresentada à Ecole Inter-etats des Science et medicine veterinaries (EISMV) Dakar, Senegal, 114pp.

49.Miller G. Y., Algozin K. A., McNamara P. E. e Bush E. J., (2003). Productivity and economic impacts of feed-grade antibiotic use in pork production. *J. Agr. Appl. Econ.,* 12: 469 482.

50.Ming-Ren S. F., An Chan S., (2001). Determinação quantitativa de sulfonamidas na carne por cromatografia líquida-electrospray-espetrometria de massa. *Talanta 55 (6): 1127-1139*

51.Mor F., Kocasari S. F., Ozdemir G., Oz B., (2012). Determinação de resíduos de sulfonamidas em carne bovina pelo sistema charm II e validação com Cromatografia Líquida de Alta Eficiência com Deteção de Florescência. *Food Chemistry 134 (2012) 1645-1649.*

52.Muhammad G., Anal K. A., AtharM., Saleem M., Bajracharya, S. L., (1997).Testing milk and meat for antibiotic residues. *Pakistan Journal of Food Science, 7: 35 8.*

53.Muriuki F. K., Ogara O. W., Njeruh M. F., Mitema S. E., (2001). Níveis de resíduos de tetraciclina na carne de gado do matadouro de Nairobi, no Quénia. *Jornal de Ciências Veterinárias 2001; 2(2) 97-101*

54.Pena A., Carmona A., Barbosa A., Lino C., Silveira I., Castillo B., (1998). Determinação da tetraciclina e dos seus principais produtos de degradação por cromatografia líquida com deteção de fluorescência. *Journal of Pharmaceutical and Biomedical Analysis, 18(4âA§5):839 -845.*

55.Schnappinger D., Hillen W., (1996). Tetraciclinas: ação antibiótica, absorção e mecanismos de resistência. *Arquivos de Microbiologia, 165:359-369. Acedido em 06.01.14.*

56.Schuster R., (2009). Análise de tetraciclinas por HPLC. *Agilent Technologies.*

57.Leis da Zâmbia, (1994). Lei sobre Alimentos e Medicamentos. Cap. 303.

58.Ungemach F. R., Muller-Bahrdt D., Abraham G., (2006) Guidelines for prudent use of antimicrobials and their implications on antibiotic usage in veterinary medicine. *International Journal of Medical Microbiology, 296 suppl 41: 33-38*

59.Wang J., (2004). Determinação de cinco resíduos de antibióticos macrólidos no mel por LC-ESI-MS e LC-ESI-MS/MS. *Jornal de Química Agrícola e Alimentar, 52:171181.*

60.Organização Mundial de Saúde, (1995). Avaliação de certos resíduos de medicamentos veterinários nos alimentos. *Relatório Técnico Série 851, Genebra*

61.Organização Mundial de Saúde, (2001). A utilização excessiva de antibióticos em animais destinados à alimentação ameaça a saúde pública. *Consumersunion.org/news/Accessed 29.05.17*

62.Organização Mundial de Saúde, (2001) World Health Organisation global strategy for containment of antimicrobial resistance. http://www.who.int/csr/resources/publications/drugresist/en/ *EGlobal_Strat.pdf. Acedido em 06.01.14.*

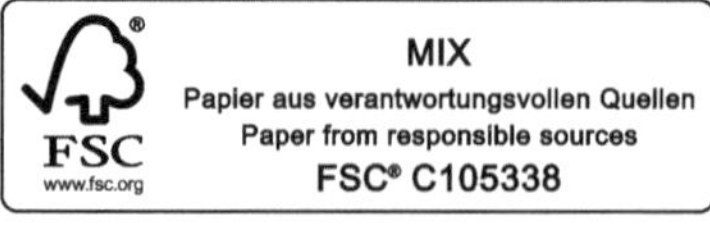

Printed by Books on Demand GmbH, Norderstedt / Germany